"海曙区中医药特色街区建设"资助项目

悠悠药香药行街

周达章 ◎ 编著

宁波出版社
NINGBO PUBLISHING HOUSE

图书在版编目（CIP）数据

悠悠药香药行街 / 周达章编著 . -- 宁波 : 宁波出
版社 , 2024. 11. -- ISBN 978-7-5526-5490-5

Ⅰ . R282

中国国家版本馆 CIP 数据核字第 2024LJ7745 号

悠悠药香药行街

YOUYOU YAOXIANG YAOHANGJIE

周达章　编著

出版发行	宁波出版社	
地　址	宁波市甬江大道 1 号宁波书城 8 号楼 6 楼	
邮　编	315040	
责任编辑	陈姣姣	
责任校对	余怡荻	
封面题字	陈啟元	
装帧设计	金字斋	
印　刷	宁波白云印刷有限公司	
开　本	880mm×1230mm 1/32	
印　张	8.75	
字　数	200 千	
版　次	2024 年 11 月第 1 版	
印　次	2024 年 11 月第 1 次印刷	
标准书号	ISBN 978-7-5526-5490-5	
定　价	68.00 元	

如发现缺页或倒装，影响阅读，请与出版社或印刷厂联系调换

电话：0574-87248279（出版社）

　　　0574-87328764（印刷厂）

序　一

　　宁波枕山襟海,历史悠久,早在七千年前,河姆渡的先人们就在这里繁衍生息。他们在艰难生存中发现了能解除病痛的草药,在生活过程中积累了不少与疾病作斗争和自疗的办法,由此形成了宁波最原始的医和药。河姆渡的先辈们创造的最原始的医药文化,也是中华民族中医药文化不可或缺的重要组成部分。

　　"海定波宁,沧海为曙。"作为宁波历史文化名城核心区的海曙,素有宁波"文化根脉"之美誉,它背靠巍巍四明山,面朝三江交汇之处,以一方水土养一方人,涌现了众多的医学和药学专家。他们在药学和医学研究中不断探索,创造了辉煌的成果。

　　早在越国时期,宁波的中医药业发展已到了一定的水平。葛洪、陶弘景等多位医学和药学家为本草学研究作出了贡献。唐时,宁波人陈藏器写成

《本草拾遗》，并因为用茶治好了唐玄宗儿子的病被御赐为"茶疗鼻祖"，这奠定了他在中医药领域的杰出地位。古往今来，宁波历史上的中医名家、药物学家层出不穷，为药行街成为中药专业街提供了深厚的历史渊源。

"江中船出海中去，洋外帆从天外来。"早在晋代，海曙商人就已经北走黄淮，南下岭南。宁波是中国海丝之路始发港之一，也是全国海运中枢，持续繁荣的中西方商贸文化孕育了一代又一代海曙商人海纳百川、永不服输的精神。近代以降，海曙商人的足迹遍及全国，甚至远涉重洋。海曙区药行街地处奉化江末端的三江口，这里是海上运输的一个重要出海口。内河运输的濠河，是宁波城内通向京杭大运河始点之一。宁波作为全国最早通商的口岸之一，上海、天津、北京、福建、广东的药商经常来此做药材买卖生意。便利的水上运输为药行街上众多的中药店和药行带来了丰富的道地药材。宁波一度成为全国少有的中药转运集散中心、东南药材中心。宁波药商成为全国药商"十三帮"之一的宁波帮，这也是"宁波帮"这个名称的由来。宁波药帮的形成，为药行街成为中药专业街提供了丰富的药材资源，而药行街的药业经营也为城市经济繁荣作出了重大贡献。

在宁波中医药文化研究中，前有张如安的《宁波中医药文化史》和龚烈沸的《宁波中医药文化志》从一纵一横的角度，以史实为依据，宏观而系统地记述了宁波中医药文化的发展。然而，对于为宁波中医药发展作出过贡献的药行街，却少有人进行深入研究。如今，周达章先生历时二十余年，采访了药行街药商们的后人，足迹遍及甬、杭、沪等地，收集到大量珍贵的资料，并将其汇编成文。凭借他生于斯、长于斯的亲身经历和感受，周先生向人们呈现了一条真实的药行街，其精神难能可贵。

周达章先生在书中对药行街中药专业街的形成作了扼要的叙述，重点对曾经发生在药行街上的药商们的故事，包括中医与中药业者之间的关系作了生动形象的描述。书中如实地反映了药行街人艰辛创业、诚信经商及和衷济人的高尚商业道德，展现了他们敬业创新的开拓精神和爱国爱民、追求光明的情怀。该书为宁波的中医药文化研究填补了空白，这也是《悠悠药香药行街》一书的价值所在。

周达章先生原是一位中学教师，退休后又被返聘工作了十五年，他一直进行教育科研工作，并撰写、出版了二十余册教育类著作。同时，他也非常重视地方文化研究，曾编著出版"宁波地方文化通俗读本"系列十册及《宁波老事体》等反映宁波地域文化的著作。如今八十四岁的他，不顾病痛缠身，经过一年多的研究、整理，写就《悠悠药香药行街》一书。他对宁波地方文化研究的执着与投入，令人敬佩，也值得我们学习。

"千年海曙，百年药行。"宁波药行街承载着宁波人的集体记忆和文化情感。在过去的一百多年里，药行街见证了宁波中医药文化的传承和发展，培养了一代又一代的中医药人才。它不仅是商业交易的场所，更是文化交流的平台。《悠悠药香药行街》一书的出版，是海曙区坚定中医药文化自信、做大做强"曙色杏林"中医药文化品牌，推动中医药非物质文化遗产高质量发展的折射。

  感谢作者,让人们得以了解这条延续了近二百年的真实的药行街。

  是为序。

海曙区政协党组副书记、副主席,海曙区文联主席

2024 年 9 月

序　二

近日收到我高中老同学周达章寄给我的《悠悠药香药行街》一书的文稿，邀我为这本书写个序。我从事中医工作五十多年了，又是宁波人，在认真通读了文稿后，十分佩服老同学居然能写一本与他所学的专业和所从事的工作完全不搭界的书来。他开始在数学专业，从事数理化教学工作。后来学校要他教高中语文，他应命改行，又自学了中文专业课程，教高中语文数十年，取得了显著的教学成果。退休后，他又被学校返聘了十五年，除了继续从事教育科研工作，他还投身于地方文化的研究，撰写并出版了多部著作。但我从未想过，他会花费如此多的精力跨界投入中医药文化方面的研究，特别是对一条曾经繁荣二百年，并在中医药方面作出卓绝贡献的中药专业商业街——药行街。他的这种投入让我感到惊讶与佩服。正如他在书中所描绘的那样,药行街的形成、兴盛、繁荣乃至衰落,几乎就是宁波中医药业历史的一大缩影。

宁波是我的故乡,这里历史悠久。早在七千年前,河姆渡的先人们就在这片土地上繁衍生息。他们在艰难生存中发现了能解除病痛的草药,并在与疾病作斗争和自疗的过程中,形成了宁波最早的医和药。河姆渡的先辈们创造的最原始的医药文化,揭开了宁波中医药文化的重要一页。

在宁波的中医药业发展过程中,涌现出不少著名的中医和中药药理专家。其中,葛洪、陶弘景等多位医学和药学家为本草研究作出了卓越贡献。唐时,宁波人陈藏器编写了《本草拾遗》,使其被后人誉为中国医药历史上伟大的药物学家之一。这些中医药名家,为药行街成为中药专业街提供了支撑。

药行街地处奉化江末端的三江口,这里是海上运输的重要出海口。内河运输的濠河,是宁波城内通向京杭大运河的起点之一。便利的水上运输,为药行街上众多的中药店、药行源源不断地运来丰富的道地药材。这些正是药行街成为中药经营专业街的根本原因,而药行街的药业经营也为城市的经济繁荣作出了重大贡献。

《悠悠药香药行街》的作者,以其生于斯、长于斯的亲见、亲历、亲感,加上二十余年间在宁波、杭州、上海等地对药行街药商后人们的采访,收集到可贵、丰富的资料,汇编成文,向人们展示了一条真实的药行街。

《悠悠药香药行街》一书对药行街中药专业街的形成作了扼要的叙述,着重描写了曾经发生在药行街上的药商们的故事,生动形象地展示了中医与中药业者之间的关系。书中如实反映了药行街人艰辛创业、诚信经商、乐善好施的高尚商业道德，以及他们敬业创新的开拓精神和爱国爱民、追求光明的情怀。该书丰富了宁波的中医药文化，这是其价值所在。

党的二十届三中全会审议通过的《中共中央关于进一步全面深化改革　推进中国式现代化的决定》对中医药全面深化改革提出了明确要求：要通过制度创新，破除体制机制障碍，为中医药高质量发展提供坚实保障。国家多部门联合印发的《中医药文化传播行动实施方案（2021—2025年）》提出，应大力宣传中医药文化。《悠悠药香药行街》一书的出版，正是为了向广大读者，尤其是青少年宣传宁波中医药文化。这是一本难得的好书。作者周达章一直从事教育事业，同时他投身地方文化研究，并在两个方面都取得了显著成果。他曾编著"宁波地方文化通俗读本"系列十册及《宁波老事体》等著作。俗话说："隔行如隔山。"但如今八十四岁的他，经过一年余的整理、思考，又写就《悠悠药香药行街》一书。据作者所述，此举实现了他此生的一个心愿，其精神可嘉。

宁波唯一的一条经营中药材的专业街——药行街，一直为人们所关注。《悠悠药香药行街》一书的出版，让人们得以了解这条延续了近二百年的真实的药行街，要感谢作者。

是为序。

杭州市中医院原院长、浙江省名中医、二级教授　郁加凡

2024年9月

目　录

药行街上药商们的故事

写在前面的话——我记忆中的药行街

宁波有一条天下独一无二的老街，由于街上有 50 多家中药店和专门经营中药材批发的药行，整条街上长年累月地飘着悠悠药香，因此，人们把这条街叫作"药行街"。

据史料记载，从唐朝开始，宁波就有了中药业。南宋宝庆三年（1227），庆元府知府兼沿海制置使胡榘于宁波城内创建官办的惠民药局，此药局有一定的规模和充实的资金，"焙室烹釜，莫不毕备"，制售中成药。宝祐五年（1257），为扩大制药、售药规模，药局迁至海晏楼，扩建了工场和营业门铺，由原 1 处扩增至城内外销售铺 14 处。到了开庆元年（1259），前后经历 33 年，获利 43 万余贯（《民国鄞县志》）。至元明时，惠民药局屡毁屡建，日渐衰落。明洪武年间（1368—1398），于四明桥西即时亭故址重设惠民药局。到了清代，官药制废除，民间药业迅速发展，城区内有大小药行、药店 60 余家，光药行街就有药行 10 余家、药店 20 余家。从这以后，以专营中药业为特色的药行街声名鹊起，成为宁波、绍兴、杭州，乃至上海、天津等地中药零售和批发的集散地。

老底子药行街没有如今这般长,连现在这条街的一半也不到,东起于灵桥西端的大马路,西至车轿街,总长不过300米。百余年来,凡到宁波来的外地客人,总要到这条街上来"临临市面"。有不少银楼、钱庄老板看到药行街市面好,就在药行街东头的江厦街上寻几个店面,做起钱庄业务。

1. 药行街的形成

顾名思义,药行街就是一条经营中药材的专业商业街。在过去100余年中,不仅宁波的老老少少都知道它,江浙一带和上海,甚至天津、福建、广东等地的人也知道它,可谓名享天下。至于这条街究竟是何时形成的,众说纷纭,没有一个准确的答案。

有人说早在唐代就有一条砌街,街上的中药业十分兴旺,但查无凭证。论药行街的由来,要从清朝著名的藏书家卢址(1725—1794)所建的抱经楼说起。当时卢氏家族宅院南起君子营,东至石板巷,西至沙井巷,北至应家乔。由南至北,一连有三个大厅堂串联着卢氏大宅,由此为中轴线,构成了整片建筑的恢宏布局。泥桥街至应家弄有一个卢氏家族的祠堂。新中国成立后,这个祠堂改为泥桥街小学,至今其靠北边的房子里仍供奉着卢家的历代祖先,有好几排神主牌位。这祠堂建得非常气派:南面是一排全由青石条筑成的石栅栏,两扇高阔厚实的木质大门,结实的青石门槛有近一尺高。卢氏私宅是怎么横穿一条街的呢?卢家是显赫的官宦人家,累世家境殷实,富甲乡里。乾隆二十年(1755),51岁的全祖望逝世,穷到无钱安葬,其家人无奈把全氏所藏万余卷典籍以二百两白银卖给卢青厓，卢青厓将书藏于抱经楼。而卢氏没落始于火灾，后出于人祸。据卢氏后人在20世纪50年代初讲，在光绪年间（1875—1908），卢氏大宅院几次遭遇大火，几乎把居宅烧了个精光，建在宅院东边花园中的抱经楼也难逃厄运，只留下一堵饰有砖雕的"抱经楼"三字匾额的门楼。此门楼遗存至20世纪八九十年代，旧城改造时被拆掉了。

以上这段史实，说明如今这条药行街形成至多100余年光景。药行街与寿全斋、冯存仁堂完全不搭界。宁波中药业真正的老字号是地处君子街与狮子街交叉口的宝柜行，也叫宝和药行，早在明时已做中药材大宗批发业务，经营中药业务500多年，是当时最有影响、规模最大的药行。药行街几家著名药行的创始人也都是在宝柜行学的生意。可惜名享一时的宝柜行在民国初期，由于后代诸人无能而彻底败落。笔者与药行街已有70多年的缘分，又与卢氏以及药行街诸多药行、药店的后人至今还有交往，所以对药行街的了解非常深入。

2. 药行街是一条经营中药的商业街

清末民初，药行街有名有姓的药店、药行共有58家，不包括在君子街的张姓、卢姓和章姓三家小药行。其中有9家药行，包括石板巷的懋昌、沙井巷的恒茂与药行街上最具影响力的元利，清末民初至20世纪30年代，几乎主宰了宁波大大小小中药店的经营业务。

药行专营大宗货物的批发业务，大药行都有业务精湛的办货

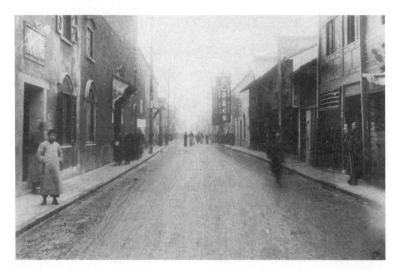

20 世纪 40 年代药行街一段，右边挂着大旗的是大乙斋，左边第一间即为元利药行

师傅，如元利的毛培卿先生、恒茂的陆先生，他们不但精通药理，有些还熟谙中医医理，能坐堂诊脉。不仅如此，有些药行老板本人就是办货的一把好手，如懋昌药行老板蒋嵅卿先生，药行生意全由他委派的经理操办，而他自己一年四季在外办货。他有一双识别各档药材的火眼金睛，多达几千种的药材，只要经他的手，他就能辨出好坏。由于有这一手识药、辨药的好本事，新中国成立后，公私合营，蒋先生成为宁波中药材公司一名资深的供销人员，一直忙到 80 多岁才真正退休。

药行经营业务量巨大，光懋昌药行一年的营业额就达 3 万两白银。

清中期至民国初近 200 年时间，药行街的元利、懋昌、恒茂几家药行经营业务种类逐渐增加，经营范围也不断扩大，至杭州、绍兴、嘉兴、温州、金华、义乌、上海、天津、武汉等地，与绍兴的震元堂，杭州的胡庆余堂，上海的雷允上、天德堂、童涵春、蔡同德等知名中药店都有业务往来。甬上各药店、药行自制的各种中药制剂，在全国占有很大市场。

药行街上的中药店共有 49 家。其中，慎德堂、全生堂、明德堂、五中堂、人和堂、仁和堂、大乙斋、瑞成等几家中药店经营规模比较大，而且又各有特色。如杨水木先生经营的大乙斋，地处药行街的中段，是在卢氏家宅大火后的火烧场基旧地上新建的店堂和库房，整个店面除一道较宽阔的石库门外，就是又高又阔的粉白高墙，左右两边白墙上书写了"道地""药材"四个黑色大字，显得十分气派。门额上有一匾，上书"大乙斋"，据说这三字出自甬上著名书法家之手。杨先生还别出心裁地在石库门右边斜插一面四五平方米大小的黑色花边、白底丝绸大旗，旗上也书有"大乙斋"，在药行街上可谓独树一帜，无论你从东边还是西边望过去，都能看见这面大旗迎风招展，招揽着东来西往的客人。

药行街其他中药店的经营也各有特点，如明德堂的老板本人就是一个中医，由于战乱，从上海回故乡宁波与朋友一起合资办起了这家中药店，平日里免费为百姓坐堂诊脉。这消息一传十，十传百，店里的客人排成长队，农村来的病人会直接到明德堂。虽说明德堂在药行街是一位"晚来客"，但老板免费为顾客诊脉，深受贫苦百姓的欢迎，因此生意十分红火。又如慎德堂"阿大"（经理）张虎臣先生针灸技术高超，新中国成立后就职苍水卫生院针灸科，直至退休。他高超的针灸技术，给店里增加了不少营业额。还有一家瑞成补药店，地处石板巷口附近，老板姓李，药店除了经营中药，还在石板巷设有一个规模不大的制药加工场，自制膏丸。制好的膏丸不但自家店销售，还送货给其他药店代销，市面也做得蛮大。瑞成自制的一种专治热疮的膏药，十分灵验，疗效很好。将这膏药贴在热疮处，不过四五天热疮就能好，还不留疤痕。这膏药两分钱一张，但小生意也能赚大铜钿。到了六月热天，这种膏药常常脱销。

这么短短的一条街上有那么多的药店、药行，生意还会好做吗？其实，这条街上的各店生意都做得红红火火，大店赚大钱，小店赚小钱。专营批发的药行营业额自然更大。据有关资料统计，在民国二十一年（1932），城区仅中药业的经济收入就占了全市财政总收入的15%。

药行街中药店生意一年有两个旺季：一是每年冬至末，一年忙碌下来，有些钱的人家都讲究进补。进补大多食用十全大补汤或由十全大补汤加入饴糖熬成的十全大补膏。药行街上的店家一过九月重阳，就打起十二分精神，备足货源，不少财力旺的店家还在报纸甚至广播电台上做广告，想尽办法招揽顾客上门。冬季这几个月的药品销售量占中药店全年销售量的三分之一以上。

过去做药业生意的，如果没有自己的经营特色，要提升名气很难。恒茂药行看准了市场需求，自立品牌，在扩大经营范围方面下足功夫，首先创立了"膏滋药"品牌。每当下半年入冬时，恒茂药行根据不同人群的经济收入情况，配制具有自家特色的"膏滋药"，其中，尤以十全大补膏最具特色。

中药店生意还有一个旺季就是春分至清明期间，老宁波人有这样一个习惯，男孩子每逢八九岁开始进补，长到十五六岁处在发育期更要进补，每年这一时段里要吃的补药达十五帖之多。还有一个生意是专门为农民服务的，每年清明节前，农家耕田的黄牛也要进补，因过了清明，牛要起早贪黑耕田至立夏，非常辛苦，要先给牛补好筋骨。当然，给牛吃的药材一般用下等料。农民用三眼大灶、大铁锅大汤大水来煎，等煎至留下一大汤碗光景，家里人一起帮着给牛灌药，牛也不会过分挣扎，一顿饭工夫就能灌完。

宁波药行街聚集了那么多的药店、药行，尤其几家资金雄厚、经营范围广、规模大的药行，由于货源广、品种全、选料精，又能放账，因此经营的药材能长期远销各省。闻名全国中药业的"南庆余""北同仁"也到宁波来采购，全年交易额有 950 多万元。药行街成为真正的中药专业街。

3. 药行街是一条讲诚信的商业街

百余年来药行街一直名声很好，不管是做大笔批发生意的 9 家药行，还是只做零售的大小 49 家药店，所有业主都恪守诚信经商的行规。

卖药关系到病人的性命，来不得半点虚假。药行街的药店经营着几千种的中草药饵，配药时，务必毫厘不差，更不准以次充好、以假乱真。药店在什么情况下都要严格把关，这也成了中药业经营者的一种行风。所以，药行街各药店的生意都做到了中药业自定的标准,卖的是道地药材。所谓道地是指所有的药材都来自正宗产地。如大家所知的活血的红花就分藏红花和青海红花,产地不同,药效各异。同样,当归以贵州一带出产的为佳,党参以山西出产的为上品,杞子则以宁夏出产的为好。所以,各种药材的产地不能混淆,不同产地的货卖不同的价钱。如川贝、浙贝,同样称作"贝母",然而产地不同,药效就不一样。像专治感冒咳嗽的枇杷膏,其所用的贝母一律用川贝,而不能用浙贝。

然而,那么多的药店、药行,近千名从业人员,由谁来对他们进行监督呢? 过去,各行业都有一个自行监督管理的行业公会,早在清朝时宁波就有了药业公会。在民国二十九年(1940)成立的鄞县国药行号商业同业公会,制定了51条行业行规,其中一条十分明确地强调诚信经商。如同行中发现有悖规则者,轻则处罚,重则开除出行业,再不允许经营中药业。当时的同业公会是绝对的权威机构,时任会长余楚生对同行再三叮嘱,做药业生意,事关顾客性命,务必要做到诚信。甬上经营中药业的各家业主,几百年来从未有失诚信的事情发生。药行街药业这种自成规矩的经商理念影响了浙东一带,绍兴、杭州、上海等地的中药界的经营风气也一直很好。

诚信经商不仅针对顾客,也针对同行。同一天里,药行与药店的交易多的有几千单。据老药人回忆,懋昌药行、元利药行、恒茂药行等大药行每天有众多的交易,但都能做到一丝不苟,不出差错。当然,智者千虑,必有一失。据恒茂药行后人回忆说,有一次,冯存仁堂急需上档杞子20斤。按当时行业统一标准,杞子分成上、中、下三档,但恒茂药行在分拣杞子时,格外仔细,把杞子分为了五档。送货的伙计觉得冯存仁堂要的上档杞子与本行的上档杞子质量差异太大,于是自作主张把第二档杞子送去了。老板周康甫先生知道后,连说要马上去把货调回来,冯家要的上档杞子虽与本行的第一档杞子有区别,但用第二档杞子当作第一档送去,必不可以。他立马嘱咐伙计把行里最好的上档杞子拿出来,派长子亲自送过去,自己又打电话向冯存仁堂老板道歉。恒茂的这桩买卖,说到底亏了不少钱,但是为了不影响信誉,宁亏钱不亏理。老板周康甫先生说:"做生意要循规蹈矩,不要因一点小利而失信于人。"实际上,药行街上的大小药店、药行都恪守着这一经商准则。许多不同行业的宁波商人也像中药界的从业人员这样诚信经商,形成了一种美德。

4. 药行街是一条有担当的中药商业街

在老宁波人心目中,药行街的名气绝对不在中山路之下。行走在这条飘荡着悠悠药香的大街上,人们总觉得踏实,在这里不仅可求医、买到道地药材,还能感受到整条街上充盈着的美德之风。

这条街上,各药店、药行的名字,如慎德堂、明德堂、人和堂、五中堂、全生堂、大乙斋等,既蕴含着中华民族的道德理念,也体现了药店主人的经商理念。

如明德堂的店名就出自《大学》的首句:"大学之道,在明明德,在亲民,在止于至善。""亲民"也作"新民","新民"就是改变人心，让旧人变成新人。梁启超创办的《新民丛报》，命名也取义于这句话。他还写了《新民说》，说我们要搞道德革命，今日中国第一要务，就是"新民"。明德堂老板应先生，本为中医，他之所以从事中药业，据其至今尚在的近90岁的长子所述，除为生计外，还本着"大学之道，在明明德"的理念，医药结合，以救人于病患为宗旨。又如慎德堂，店名"慎德"也是从儒家文化中挖掘出来的，有着丰富的内涵。"慎"与"德"搭配，足见堂主命店名的良苦用心。儒家用语有"慎独"之说，谓在独处无人注意时，自己的行为也要严谨慎重。《礼记·中庸》有："莫见乎隐，莫显乎微，故君子慎其独也。"后人对此还有进一步的解释，其中郑玄注："慎独者，慎其闲居之所为。"《宋史·詹体仁传》："少从朱熹学，以存诚慎独为主。"宋明理学家常以"慎独"作为重要的修身之道。现在，慎德堂堂主把"慎"与"德"联系起来，体现了中药业要以"德"为主要标准，并且时时以"慎独"作为自戒，恪守基本经商道德并自勉之。慎德堂堂主后人每说起先辈们高尚的职业道德，总觉得十分自豪。

药行街的百姓十分有担当，他们赚了钱不忘社会公益事业。1937年1月11日，凌晨1时许，药行街上同仁堂国药店起火。半夜里，来不及救火，大火蔓延至车轿街、日新街、灵桥路一带，烧毁房屋194间、店铺百余家，损失达数百万元。事后，时任药业公会会长的余楚生，立即想到要成立一个救火会，后在药业公会提议下，联系药行街上的几十家家具店老板，共同捐款创建了"同安救火会"，地址选在药行街中段，靠近碶闸街，蒋锷西医诊所东边,全泰玻璃店对面。救火会由各商家出钱、出人。凡遇火灾,整条街上的商家都会前往救火,久而久之,这成了约定俗成的行规。同安救火会属民间筹建的公益机构,救火会内设有救火器材,有手摇救火机2台,另有救火斧、水桶、蓑衣、铜锣、竹笠等。每遇火讯,整条街老老少少齐出动,齐心协力,全力救火。新中国成立后的几年间,同安救火会仍为当地义务救火。每当拉开同安救火会的红色折叠门,就会看到正中的两架救火机,东西两壁整齐挂放着消防桶、救火斧和中间印有一个白色"勇"字的棕榈蓑衣。到了20世纪50年代后期,不知什么原因,这里成了黑白铁社。

同安救火会虽然没有专职人员,但每遇街上发生火灾,铜锣一响,业余救火员便立即跑到救火会,拉出救火机,挑上救火水桶,直奔火灾地。有一件事令人难忘:宁波刚解放不久时,国民党军队想阻止人民解放军"解放台湾",以舟山机场为基地,疯狂轰炸灵桥以及江东的鄞穿公路。轰炸的第一天,第一批的十几架轰炸机飞临宁波灵桥的上空。一串串炸弹从天而降,第一个被炸的就是石板巷口对面药行街上的聚茂药行,只见一股黑烟腾空而起,霎时天上一片乌黑,随即,被炸房子的椽子、窗棂随着黑烟飞上天空。药行街上的义务消防员们拉着水车,挑着水桶,齐奔聚茂药行救火,哪顾得上头顶还俯冲着的国民党飞机。随即左右邻居也投入救火。这就是药行街人的担当!

说到药行街人有担当,还得说一说元利药行的余楚生先生。20世纪40年代初,宁波沦陷,日本人急需找一个在社会上有影响、人脉广的人来帮忙控制局势。日本人派人找到余楚生先生，邀请他来当维持会长。余先生深明大义，推说身体有恙，婉言谢绝。事后，他总觉得此事不可能这么简单解决，于是把药行和家里诸事安排妥当，去东钱湖边的韩岭隐居起来。果然不出所料，日本人又多次派人前来，想要余楚生先生出来任职，但来人都未见到余先生。日本人仍不死心，又派特务来药行街附近放暗哨，但他们的愿望终未实现。余先生周围的人，每谈到此事还心有余悸。余先生大义凛然的铮铮傲骨，得到中药界同行的赞誉，余先生后人至今回忆起来，还感触颇深。

像余先生这样爱国的人士，在药行街还有不少。客居上海的一位老药行街人说："自日本兵占领宁波以后，我跟着家人从乡下逃难回到宁波，通过灵桥，桥上两端都安上了铁丝网，一次只允许一人通过。几个日本兵荷枪实弹检查来往行人。不论男女老少，都要向日本兵哈腰鞠躬，稍有不敬便会遭枪托砸，甚至刺刀刺，何等凶残。"这位老人还说，因当时尚小，恐惧甚深，此后再不敢过灵桥。面对日本兵的穷凶极恶，老百姓当时不敢反抗，但人人记在心里。当时药行街恒茂药行老板的二儿子，不满十五岁，因不愿当亡国奴，跟着温州药商张彭龄先生的夫人，坐木船偷渡到上海浦东。后又前往上海法租界内的瀛洲染织厂找到舅舅，由他舅舅介绍给在八仙桥的著名绸布店宝大祥当练习生。新中国成立前夕，在上海地下党的影响下，他参加了党的外围组织——"职协"。新中国成立后，他在党领导下积极参加衣着业工会的筹建工作。由于工作积极，1956 年他被评为全国先进工作者，入了党,去北京,受到毛主席、周总理等党和国家领导人的接见。当然,这是后话。

不仅如此,在新中国成立前夕,余楚生先生明知自家药行里有共产党的地下工作者且他还常隐蔽地开展活动,却睁只眼闭只眼,当作不知情。新中国成立前的几年,宁波中药业的地下党活动十分活跃。药行街上的全生堂和元利药行还暗中配合地下党做过迎接解放军进城的工作。宁波解放后,大家才得知元利药行的一位伙计是地下党,他后来在杭州担任了浙江省医药公司的领导。全生堂有一位姓金的小伙计也是地下党,据说后来当上了宁波市药材公司的第一任经理。

在抗日战争时期,除元利药行的余楚生先生外,还有不少中药界人士在国家危难之时承担着社会责任。在抗日战争胜利前夕,由于日军的百般封锁,中药业要采购到必需的常用药材十分困难。面对这种局面,宁波各药店之间尽最大力量,自觉做到互通有无,尽最大可能满足民众的需要,甚至到了不计利润的地步。周边地区的中药店面临更严重的缺药情况,对此,药行街的业主们都会尽力伸出援手,解他们的燃眉之急。1944年秋,温州中药界紧缺党参,专门派人来宁波求援。恒茂药行周康甫先生得知后,急忙叫伙计查了自家仓库的存货,并一下凑足了八箱,计240斤党参,以解温州中药界的用药困难。货是凑齐了,但运输又成问题,恒茂药行女主人严氏,通过远房表亲关系,一路出钱打通关节,终于把八箱党参安全送到温州。

朝鲜战争爆发之时,药业界积极响应政府号召,捐款捐物,以实际行动支援抗美援朝战争。中药业还有多家子弟积极报名参加中国人民志愿军,雄赳赳,气昂昂,跨过鸭绿江,支援朝鲜人民。当时,懋昌、恒茂、元利等几家药行老板的子弟才十六七岁,纷纷报名参了军,在当地引起不小反响。

5. 药行街是一条传承和弘扬优秀民族文化的商业街

中药文化是中华优秀传统文化的一部分。甬上几家药业大户在经营中十分讲究和气生财、诚信经营,广交朋友、广结善缘,这些与他们自身的修养有关系。中药文化的核心是修身养性,这在各家药行、药店的客厅中都有体现。每家药行的客厅必不可少的是五尺中堂的国画,画面有无量寿佛、不老松柏,苍虬的松树下是各具姿态的仙鹤和梅花鹿,中堂画两边挂对联,与画面珠联璧合,访客在这样的环境中,自然有气定神闲的感觉。久而久之,中药业的大户、名行都形成了收藏书画、文物的喜好。恒茂药行在这方面做得更好,他们不仅与宁波的书画名家多有交往,与上海书画大家的交流也很频繁。药行街上经营传统家具的益康木器店老板史先生就是一个收藏玩家,经他的引荐,恒茂药行老板周先生对收藏更是入迷。由于收藏品较多,周先生每年夏天二伏头三天都要在院子里搬出所藏字画,照照太阳,一两个钟头后,再小心地收好放到堂前间,等热气散尽后放回原来的箱柜内,这是恒茂药行每年必做的一件大事。

书画收藏与中药买卖虽是两个不同的行业,但书画收藏能起到修身养性的作用。周先生作为书画收藏玩家在甬上颇有名气。1965年初夏，著名国画大师潘天寿先生来甬，为周先生收藏的"山阴三任"的五幅中堂做了鉴定，其中一幅还曾挂在宁波工艺美术研究所长达一年有余。可惜周先生收藏的珍贵名家作品大多在"文革"中化为灰烬，虽有所保留，但不过百分之一二，可谓损失惨重。

周先生除了是书画收藏玩家，还对传统京剧颇感兴趣，也是有名的京剧票友，凡有京沪著名京剧大家来甬演出，他场场必到。不仅如此，他还与在甬的京剧名伶，以及金融界、药业界著名票友都有密切往来，时常聚在一起唱上几段。如逢寿诞、迎亲等大喜事，还会请上几位名伶唱堂会。

药行街上有许多药店、药行的老板及伙计，都对京剧有浓厚的兴趣，每当夕阳西下，店里歇业打烊后，西皮流水、二黄的京胡声响起，不时会有人唱上几段高腔，一时整条药行街上回荡起悠然婉转的京韵，久久不息。

大乙斋老板杨水木先生也是一个京剧迷，平常日子里，他有意无意会哼上几句，像《四郎探母》《梅龙镇》等的唱段都能张口就来。有时也唱老生，像《空城计》《龙凤呈祥》等的唱段也能一字不差唱下来。杨先生不仅自己喜欢唱，店里打烊后，还经常与伙计们一起唱，这时，整个店堂就热闹起来了。一个送药的年轻伙计，还是个拉京胡的能手，京胡一拉，"皮黄"似流水般淌了出来，浓浓的京韵洋溢在整条大街上。杨先生兴致高时，还与伙计们演折子戏，常唱的有《将相和》《空城计》《打渔杀家》。杨先生大多扮净角，他那自然洪亮而粗犷的嗓音，加上光头，不装扮也俨然一个大花脸。唱老生的人就多了，店里的伙计几乎个个都有一套本领，为此，唱一出《将相和》是常有的事。大乙斋店堂里的京剧氛围，自然影响了街上其他药店、药行。整条街上四五十家中药店和药行的老板、伙计，竟都爱上了京剧，譬如恒茂药行老板周先生就是一个唱老生的高手，而慎德堂、全生堂、人和堂里的伙计们，也有不少高手，居然还有能唱旦的。远在中山路上，香山堂里有几个能唱小生的。这帮子人凑在一起，不只是把大乙斋搞热闹了，简直是搅动了整条药行街。当时，这群人聚在一起，一出戏接一出戏连着唱，生旦净末丑样样齐全，鼓师、琴师也一个不缺，完全能像模像样地排几出戏出来。每当太阳快下山，药店歇业之后，懂行的街坊们准会不约而同地聚拢过来，有帮衬的，有当后勤的，也有忙着搬凳子、拉场面的，大乙斋乃至整条药行街似乎成了京剧票友的世界。

20世纪五六十年代初，新建的宁波工人俱乐部刚刚落成，宁波职工业余京剧团就率先成立了。这支队伍不仅成员角色齐全，乐队也十分庞大，而且活跃在这支业余京剧团里的人多数是药行街中药业的从业人员。有位送药的伙计每当说起往年药行街唱京戏的盛况，总是滔滔不绝，眉飞色舞。多年来，他一直活跃在京剧票友组织的活动中。

药行街药店、药行的老板和伙计们，还十分喜欢放鹞子（风筝），这是老宁波人都喜欢的一项娱乐活动，尤其是小孩子们。每年的阳春三月，春风阵阵吹拂，大墙门里的小孩子们一群群聚在一起，找一块场地放起鹞子。小孩子放的鹞子一般都是自己做的，形状也简单。先拿来三炷香，去掉外面裹着的香末，只取里面的小竹棒，然后用棉纱线扎成一个"士"字形，糊上纸，最后装上四根长四五尺、宽不到一寸的纸尾巴，"布襁鹞"就算制作成功了。这种鹞子，制作成本极低，制作方法简单，小孩子一学就会。以前大墙门里往往有开阔的院子，有的还有又宽又长的过道，这些地方都成了孩子们放鹞子的好去处。还有些人家的小孩子走出大墙门，去外面放鹞子。

大人当然有大人的玩法。首先，他们的鹞子也是自己做，只是没小孩子的那么简单。大人做的最小的鹞子一般是"三号鹞"，大的就是"一号鹞"，这是什么概念呢？"一号鹞"用的竹骨有"帐子晾竿"（撑蚊帐的竹竿）这样粗，扎成形后，糊上牛皮纸，放鹞子的线用的是棕榈绳，有一根筷子那样粗。放这样的鹞子要去市体育场那么大的地方才行。这"一号鹞"有两扇门板那么大，需要好几个身强体壮的年轻小伙一起放才能起来，一旦鹞子遇到高风，一下子冲上天空，那绝对不是一个人所能对付的，需要把绳子牢牢拴在事先在场地里打好的木桩的桩头上，两三个年轻小伙再一齐用力，才能拉住。

遇上风力不足的天气，这些鹞迷们也能想出办法把一号鹞放上天。这办法你怎么想也想不到：先把一顶二号瓦片鹞（用四根竹骨扎成一个长方形，糊上牛皮纸，为了放飞时保持平衡，在下边再拖一根长尾巴，这是一种普通易做的鹞子）放上去，然后用瓦片鹞的线拉住一号喳鹞鹞，边跑边放线，过不了多久，两顶鹞子就会在天空中晃悠悠飞起来。不仅药行街上药店、药行的伙计们是这项活动的狂热爱好者,其他行业也有不少职员因被感染而加入进来。轮到休息的职员,经常会聚在一起,制作鹞子、交流放鹞子的经验,传递中华民族的风筝文化。而那些老板们也很懂得如何笼络职员,为他们创设各种活动平台。笔者记得,在抗战胜利的第二年的春节,由中药商业同业公会出面,在市体育场举办了一次放鹞子比赛,主持人是懋昌老板蒋先生。整条药行街那些喜爱放鹞子的职员,纷纷拿出自己的看家本领,忙着制鹞子。比赛设了两项大奖:一是观赏奖,二是高度奖。观赏奖比的是谁做的鹞子外观最美,高度奖评的是谁放的鹞子飞得最高。当然不管哪种奖,前提都是能飞上天的,而且必须是自己动手做的。

比赛那天可热闹了,参赛的职员拿来的鹞子有喳鹏鹞、蝴蝶鹞、老鹰鹞,还有三丈多长的蜈蚣鹞。四五十顶鹞子,形状各异,色彩缤纷。评定结果,懋昌伙计的一项三号喳鹏鹞夺了观赏奖的头魁。此鹞体形巨大,颜色搭配悦目,制作精良,别的鹞子无法与之媲美。慎德堂伙计的蜻蜓鹞放得最高,争得了高度奖。比赛只是一种形式,能让职工们春节归来聚一聚,开开心心地迎接新的一年,才是老板们的心愿。

药行街的鹞迷们玩鹞玩出了新花样,元宵节过后,鹞迷们放起了"夜鹞"。所谓夜鹞,就是在下弦月慢慢上升之时放鹞子。夜幕降临,他们聚在一起,认真分工,先放一项如八仙桌大小的大鹞子,尚未放足线时,由四五个小伙,先后把点上了蜡烛的小红灯笼,每隔四五尺距离,一盏一盏先后系在鹞线上,一共系十盏。大鹞子越放越高,随着阵阵夜风袭来,一盏盏点亮的小灯笼晃晃悠悠，渐渐地沿着鹞子线斜着升上了天空。在淡淡的下弦月色陪衬下，十个红点在夜空中排着队，闪耀着、扭动着，这是何等的风景啊！

6. 药行街中药业的衰落

据有关资料记载，宁波的中药业包括中成药的经营活动，自南宋宝庆三年（1227）胡榘于城内创办官营惠民药局起，至清代废官营药局、兴民间药业，发展迅速。清代药行街有药行 20 余家、药店 10 余家。到民国初，药行街共有药店、药行 58 家，集中了宁波城区主要的大药行和经营规模较大的中药店。当时中山路上有香山堂和寿全斋两家药店，东渡路上有赵翰香居和冯存仁堂两家，在君子街上有张姓、卢姓和章姓三家规模较小的药店，另外就是药行街药店，城区再无其他有影响的药店和药行。据《宁波地方志（民国版）》记载："1928 年，药行街有药店、药行 59 家，占全城区药铺十分之七，故名药行街。"药行街的中药业成为地跨多市、多省的中药的集散地。另有资料记载：1927 年，全市药行业营业额 950 万元；1935 年，仅石板巷的懋昌药行纯盈利有 1 万元左右，慎德堂盈利也有数千元；1941 年，中药业同业公会有会员 33 户，资本额 39.64 万元，职员 225 人。

然而至宁波解放前，药行街上的药店、药行不少已倒闭，有些原来的大户，如元利药行、恒茂药行，因种种原因也处在歇业状态，一条原本贸易经营活跃、市面热闹的商业街，呈现衰败景象。

7. 占据药行街半壁江山的木器家具店

在药行街上，不仅有众多的中药店，还有几十家甬上著名的木器家具店。这里的木器家具店，数量占到甬城木器家具店的一大半。所以，药行街还是旧时甬城一条专营木器家具的商业街。

据史料记载，宁波在明朝时，就有圆木制作工坊。明末清初，宁式木器家具制作技艺已达到了相当高的水平，所制家具做工精良，驰誉省内外。据有关资料统计，民国二十年（1931），经营规模较大、资金较雄厚、产值万元以上的木器家具店有老富顺丰记、祥记、祥泰、益康、益大、文元、坤记、生甡、裕泰、吉祥、福号、恒记、春生这 13 家，其中年产值三万元以上的有 3 家。那些在市面上有较大影响的木器家具店，基本集中在药行街狮子街口至药行街大来街口这一段街面上。论经营规模、场地大小、年产值，尤以祥记为首。

祥记木器家具店创业于光绪年间（1875—1908），最早的业主是周绍荣先生，可惜绍荣先生在三法卿与其朋友聚会之时，突发脑溢血，因救治不及谢世，年仅 50 余岁。当时其子周安保尚未成人，未承父业。之后，由于日本侵华，甬上发生金融危机，币值波动很大，钱庄业一时难以生存。时在钱庄业谋事的绍荣先生之子周安保，立志重兴父亲旧业。安保先生为人朴实平和，自成家之后，就召集父亲在世时所有伙计，精心谋划木器店未来的发展。召集来的伙计中，有谙熟红木、花梨木加工的启成师傅和定运师傅，有油漆高手陈全荣师傅。据有关方志所记，1932 年祥记木器店有伙计 15 人，年产值 12000 元，加工的各档家具品种多达百余种。走进祥记的店堂大门，迎面是一张镂空雕的乌红木大床，大床架的面雕上是一群松鼠在青松虬枝间活跃蹦跳的画面，每只松鼠都雕得栩栩如生。大床脚为传统宁式家具的虎腾脚，三面床围是架面镂雕的延伸，整张床各部分所雕的内容和形式都保持一致，俨然一幅松鼠嬉戏的立体图。店堂左右陈列了多张传统骨嵌的七弯梁床。店堂的东西两边，依次陈列一排旧式大橱。中间店堂的屋顶是一个偌大的玻璃天棚，透过玻璃天棚的光线把整个店堂照得十分亮堂。天棚下靠东一边是账房，但房间并无木板隔断，人坐在账桌上就能眼观四方。靠南光线略暗的地方，陈列着一套套不同档次的宁式家具。店面后边是厨房。二楼除了家眷的住房，还有一大半房间摆放着各式家具。

祥记店堂的东边原是卢家的中堂，规模宏大，从君子街 18 号进入大门后往西拐，左边是一大片宽阔的建筑，这也是卢家第一个大厅式的堂屋。由此从南至北，一式三间的堂屋，按照旧时大户人家传统宅院的建筑风格，沿着中轴线延伸，直穿过泥桥街由长方形条石筑成的栅门，即进入供着历代卢氏祖先神位的大祠堂。这样的建筑在宁波也是为数不多的。祥记木器店最早的业主，就是借着第二间祠堂的西边重新盖起了两层楼房，祠堂中开阔的空间就成了木匠作坊。祥记的油漆间则是租用卢家大宅中未烧毁的几间库房。过去木器家具大多用生漆，漆好的家具在晒不到太阳的房间里一般要放置五六个月，表面才能起光泽。为此，专门经营红木家具的祥记单油漆间就有好几间，这样才能应付平时加工的需要。祥记木器店除店堂和这几间房子外,在离店不远的桑园巷还有几间木工作坊,大量的木材就堆放在这木工作坊的宽敞明堂里。有时原料(原木)进得多了,就请锯板师傅根据加工所需把原木锯成板材,然后再有规则地堆放起来。要问为何将板材放在室外,倒也有一种说法:放在室外可脱浆水,而脱了浆水的木板加工后就不易变形。

安保先生在经营家具业务上也有一套办法,能从多方面考虑,使店里的各档家具都能供有所求。为保证质量,新的高档家具必由多位师傅一起做。祥记的不少家具是顾客定制,严格按照客户需求和设计样式制作。在制作新家具的同时,安保先生还收购各种旧式家具。祥记的师傅个个身手不凡,凡收购来的家具,经过他们清洗、翻修、重新刷漆后,就如新制作的一样。这些家具放到店堂里挂码销售,价钱就相对便宜,所以销售的周期很短。这种做法大大提高了店里的销售额,也满足了不同层次顾客的需求。

药行街几家经营规模较大的木器店如祥记、祥泰、益康、益大等,基本上是以经营传统家具为主。目前,陈列在宁波市内各类博物馆以及一些文保单位的,不少是由旧式家具藏家所保存下来的红木家具,它们大多是药行街这几家大的家具店制作的。这些店由祖上创办后,传承了好几代,如祥泰木器店就是由两兄弟共同经营的百年老店;祥记与祥泰是同一个太公传下来的家业,后分成两家。益康、益大的老板也是两兄弟,但是独立经营。益康、益大这两家店的规模几乎相同,但由于兄弟俩的文化修养有差异,在经营上也就有所不同。益康木器店老板史老先生粗看根本不像是做家具生意的:瓜皮帽、深灰色长袍,偶尔还穿一件马褂,完全是一副读书人的样子。他平时爱收藏古玩字画,尤其喜欢做红木家具生意,还能写一手好字。新中国成立前,他是甬上书法大家,能写一手漂亮"空心字"的罗梦石先生也曾拜他为师。可惜史老先生的子女无一人能传承他的文脉。益大的老板比他大哥小很多,是个纯粹的家具商人。

同其他行业一样,家具业也因样式、用材、制作方式等的不同而形成不同的流派。传统家具业中,扬州、苏州一带以加工花梨木等见长,其工艺细腻,雕刻精巧,形成苏扬流派。现今以乌红木为材料的传统家具中,苏扬家具独具一格,具有极高的收藏价值。北方则是以山西、陕西两省的家具式样最为典型,充分体现了北方人粗犷豪放的性格特点,家具讲究耐用,不讲究细腻的雕刻,也自成一派。而宁波药行街上这么多家具店,则基本上都是经营宁式家具。

宁式家具很有特色,不同阶层对家具的需求有所不同。如达官贵人、富裕人家,一般用的是乌红木或花梨木制作的做工考究的传统家具,而且所有家什都是配套的,如摆在厅堂里的搁几、大座、八仙桌(或圆桌)、单背椅、茶几等,它们的用料、设计风格等都是统一的。卧室、书房、明轩间等也同厅堂一样。老底子管这叫一整套的红木家什,价值不菲。上海瀛洲染织厂老板毛先生还曾特地来祥记木器店定了一套红木家具,足足花了三万元。中等人家的厅堂、卧房、书房的家具也是配套的,他们一般会选用黄檀等木材，这类家具纹理漂亮，颜色娇艳，成套摆起来也不失体面。经济条件相对差一些的家庭，选用的材料大多是木阿树。用木阿树加工制作的搁几、八仙桌、单背椅、茶几等，也很气派。还有人家的桌面、椅面会用上花梨木，以此来提升家具的档次。这样的家具也是老宁波大多数人家的选择。而经济条件再差一点的家庭，就只能选择用杉木或硬木制作的家具了。

宁波人对房里家什是十分讲究的。先讲卧房，一张七弯梁床是不能少的，还少不了一排幢橱。幢橱有的也叫纱橱，由上中下三部分构成，中间主体橱身有两扇大的橱门，橱身上方是有四扇或六扇小玻璃门或实木门的小橱，橱身下方则是两扇门的柜子。这幢橱还有个必不可少的套件——两张橱前凳。一般中等大的房间放两个幢橱。除了橱，还有房前桌，类似八仙桌的式样，但桌的四边都有一个小小的抽屉。梳妆台和幢箱橱也是不可少的，幢箱橱上还可以叠上几只箱子（樟木箱或真皮箱）。当然还得有椅子、凳子。再谈书房，那是读书人家或讲排场的人家才有的，里面摆放书桌、书柜、椅子等，根据主人实际所需搭配成套。

宁式家具的制作十分讲究，骨木镶嵌是宁波家具制作中的一种传统工艺。这种工艺不同于扬州和苏州的漆器镶嵌。制作流程一般是：起槽实剜后将骨片直接嵌入木坯。镶嵌工艺有高嵌、平嵌和高平混合嵌三种，骨木色彩对比强烈。这里说的骨嵌，主要指牛骨嵌，也有象牙嵌、黄杨木嵌和螺钿嵌，事先都用钢丝锯锯出各种片状的花纹图形。象牙嵌比较昂贵。螺钿嵌较精致，虽说叫"螺钿"，实际上是用一种较大的湖蚌外壳做成骨片，先将蚌壳打磨加工成片状，然后再锯成一定的图形以备镶嵌。牛骨嵌的成本最低，适合于一般家庭的家具制作。赵朴初先生曾对宁式骨木镶嵌工艺大为赞誉："思入豪芒、心连广宇，熔今铸古、巧嵌精雕。"

宁式家具中也有红木家具，因成本较高，成品也较昂贵，所以不被一般市民所选择。宁式红木家具加工工艺强调于朴实中求精细，外表于稳重中显高贵，其纹饰的选择与加工方法不同于苏扬技法，也有别于广式红木家具。如今保存在天一阁的不少红木家具均是宁式家具中的珍品，还有甬上藏书楼蜗寄庐的红木书橱就是由药行街上的祥记木器店制作的。

总的来说，药行街上绝大多数木器家具店以经营传统的大众家具为主，有实力的老店也制作、经营老红木家具，如益康、祥记。当然，有一些经营规模不大的木器店，为了扩大经营，往往中西结合，即在做传统家具的同时，也经营西式家具，如地处药行街与碶闸街交叉口处的生甡木器店。如今在烟台市博物馆里陈列着的一张梳妆台，就是原来恒茂药行老板购自生甡木器店的。这张梳妆台外形为意大利式，工艺上采用宁式骨嵌，可谓中西合璧之佳作。在药行街西头称"三法卿"的地段也有一家中西合璧的家具店。当时宁波做西式家具的规模不如上海，主要营销一些大公司生产的英式、俄式、法式和意大利式家具。药行街上的木器店把西式家具中的大橱称作"西式大橱"，小橱称作"小洋橱"，文人办公用的桌子叫"写字台"，旧式八仙桌经改造成为"碰胡台"，椅子背又高又直的，就称"小洋椅"。西式橱与中国的旧式橱不仅样式和制作方法上不同，最大区别是西式大橱的门面装有考究的车料镜子玻璃。当时国内不会生产这种玻璃，都是从欧洲进口的。西式家具也讲究装饰性雕刻，西式橱顶的装饰部件，过去宁波人叫作"稻桶顶"。这类家具现在基本上见不到了。

药行街木器店的主顾大多是城里人，还有不少是下山人（当时对渔民的称呼）。当他们出海捕鱼有了好收成，往往会同渔村的亲戚结伴驾帆船来宁波城里买家具，特别是为儿子筹备婚事时，都是定制整套家具。这些主顾往往出手不吝惜，花高价购买比较昂贵、做工考究的七弯梁床。他们往往是人看人样，来的人多，你买一套，我买一套，几乎能把店里的样品买光。付完款，店家派师傅把大床、大橱等大件家具拆卸开来，然后包上麻布送上渔船。一些店家还会派专人把货护送到主顾的家里，并且帮他们把拆开来的大床装拼起来，正所谓服务到家。而下山人买好的家具，一般都由停靠在灵桥边上的帆船运过去。那个时候是药行街家具生意最旺的时段，灵桥边常常停满了来自三山、象山、舟山的帆船。遗憾的是，如今药行街上，这种景象早已荡然无存。

曾飘扬着药香和京韵的令人难忘的药行街，换了新时代的另一种风采。

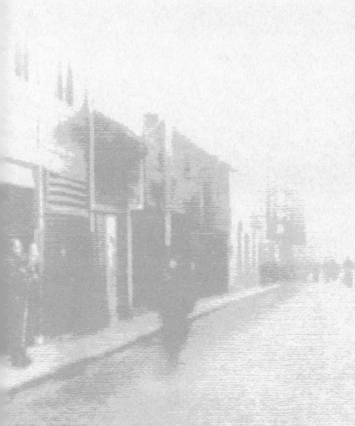

药行街形成
的历史渊源

盘古开天地，神农采百草

　　中国民间神话传说中有一个盘古开天地的故事，说的是在很久很久以前，整个宇宙混沌一片，有个叫盘古的人，在这个混沌的宇宙之中睡了一万八千年。有一天，盘古突然醒了，他看到周围一片漆黑，就拿起大斧头，向眼前漆黑的一片猛劈过去，只听得一声巨响，一片黑暗的世界渐渐分散开来。缓缓上升的东西成了天，慢慢下沉的东西变成地。天和地被分开以后，盘古怕它们还会结合在一起，就头顶着天，脚踏着地，天每天升高一丈，盘古也随着天升高一丈。就这样不知过了多少年，天和地渐渐形成了，盘古也累得倒了下来。

　　盘古倒下之后，他的身体发生了巨大变化，他呼出的气息变成了四季变化着的风和云，他发出的声音化作隆隆的雷声，他的双眼一只变成了太阳，一只变成了月亮。他的四肢变成了大地上的东南西北四极，他的肌肤变成了辽阔的大地，他的血液变成了川流不息的江河，他身上流出的汗变成了滋润万物的雨露。盘古成为史上开天辟地、造化万物的神，是创造人类世界的始祖。

盘古开天地的故事，显然是古人对人类先祖的神化。它体现出中华民族向往光明、为造福人类社会无私奉献的伟大精神。实际上，是谁创造了人类社会？是劳动和劳动人民自己。劳动创造了人，劳动人民在劳动中不断进化，他们用群体的智慧不仅创造了丰富的历史文化，更为后人留下许多珍贵的财富。

远古时代，我们的祖先为了生存，有了一些简单的卫生保健意识。人们从裸身到穿兽皮、树叶，再到能够缝制衣服，对自然界气候变化的应对能力逐渐提升。人们学会使用火之后，生食变为熟食，营养得到改善，抵抗疾病的能力增强了。到了新石器时代，"药"和"医"两者相联，互为促进，逐渐形成了中华民族的中药医文化，其成为中国传统文化中最博大精深、最为珍贵的遗产之一。

宁波是一块古老的土地，近南北走向的四明山脉逶迤于境域之西北，穿过境域西北部山地的姚江水系，由西向东流向城区，与源自南端的奉化江汇聚在三江口后形成甬江，向东流入东海，形成水道交织似网的三江流域。据考古发现，早在新石器时代，宁波这块土地上，已经出现了人类的居住地。继1973年夏天发现余姚的河姆渡遗址之后，宁波区域又相继发现了位于杭州湾南岸的宁绍平原和象山等地的慈湖遗址、塔山遗址、童家岙遗址、傅家山遗址、田螺山遗址等几十处遗址。原始人的生存环境是十分恶劣的，为了生存，要获取食物。当时的食物主要来源于渔猎动物和采摘植物，但原始人不知道哪些可食，哪些有毒，有时吃了有毒的食物，就会出现呕吐、腹泻、发汗、出血乃至剧痛等反应。宁波的先人们在摸索和痛苦之中发现，大自然中的植物竟可以用来医

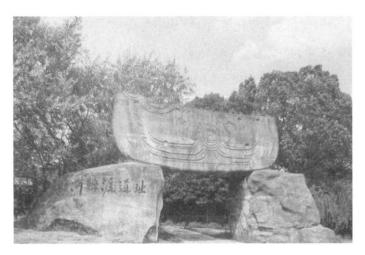

河姆渡遗址

治疾病。他们将植物的茎叶、果实、种子、块根采摘挖掘晒干之后熬成汤汁喝下去，疾病就能治愈。在这漫长岁月中，我们的先人开始对医药有了认知，并且在同疾病的抗争中，不断发现，不断创造，积累了经验。所以说药物的起源是与获取食物联系在一起的，是因先人凭着本能选择生存所必需的物质充饥和治疗而产生的。这也就是所谓"药食同源"，"药、食、医"与生俱始。

7000多年前的河姆渡，地处热带和亚热带地区，气候炎热，疾病盛行。河姆渡先人们建造干栏式住宅的主要目的之一就是隔热防潮，在误食了有毒食物后，他们也会寻找某种植物或用其他方式来缓解痛苦。这是先人们在艰苦的生产生活实践中自然积累的医药知识和经验。可以说，这个时期是宁波中医药知识孕育或者说是萌芽的阶段。

河姆渡在考古发掘中出土了丰富的植物堆积层,专家确定有64科85属,其中孢子植物16科22属,种子植物48科63属,它们可能在不经意间被先人们在长期的生活实践中证实具有治疗疾病的药用价值。

在河姆渡文化考古研究中,考古人员发现了很多把植物用作药物的实例。例如,考古发现大量樟科植物树叶被储存在陶罐中,显然是人工采集,有意识留作后用。樟科植物中的不少种类属于药用植物,其木屑、叶、皮等可内服外用,能去浊气。更有文献记载:"樟科科,药用樟材、叶、枝、气味等,温无毒,主治恶气中恶心绞痛、霍乱、腹胀、食宿不消、常吐酸水。煎汤,治脚气,治疥癣风瘴。"当时河姆渡先人运用樟科植物来驱虫防病。河姆渡考古还发现不少有药用价值的植物,例如:槐树的花、果有收敛止血功效;稻谷壳烧灰能治外伤出血,淋水滤清解毒;粳米益气止烦渴,温中和表,长肌肉,壮筋骨。

在距今5000多年的余姚三七市田螺山遗址的遗存中,考古发现了人工种植的茶树根,在它旁边又发现了人工烧制的陶壶,说明当时人们已经懂得了种植茶树,而且用陶壶泡茶叶。茶是最早用来治病的中药材之一,具有十分丰富的药用价值。

我国古代社会以农业为本,因此有许多关于神农的传说。"神农尝百草"说的是上古时期的神农居于姜水(今陕西岐山一带),牛首人身,出生三天就会说话,五天就会走路,七天长齐了牙齿,三岁就知道了天时农耕之事。《淮南子·修务训》有记述:"神农乃始教民,尝百草之滋味。当时一日而遇七十毒,由此医

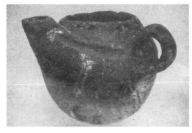 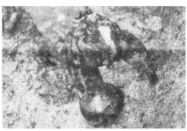

田螺山遗址出土的类似茶壶的陶器　田螺山遗址出土的茶树根

方兴焉。"他的精神感动了上天，终于得到神灵相助，于是天降种子供他种植。他还研究了百草的平寒温之性味，教人们认识植物药，这些知识最后流传了下来。神农尝百草经常中毒，这是很客观的说法。但又有传说，神农尝百草中毒时，都是通过喝茶来解百毒。据传有一次他在一棵茶树边烧水，把几片野茶树的叶子放进烧开的水里面，水的颜色渐渐变成微黄，神农喝下这变黄的茶水后，一下子感觉到神清气爽，毒性渐退，所以最初的茶叫作"荼"。茶叶气味苦甘、微寒、无毒，有利小便、去痰湿、止渴解毒、下气消食、破热气、除胀气、清头目、治中暑等功效。

可以说，药的发现是人类长期实践活动的结果。最初，人类是在饥不择食的情况下，误食了某些有毒植物后，出现了呕吐、腹泻等不适症状，甚至发生昏迷死亡。但人类有时吃了某些植物后，身体原来的不适得到了缓解和根治。久而久之，人类就渐渐懂得了哪些植物可食，哪些植物食而可治病解毒。同样地，在渔猎的实践中，人类也发现了动物内脏、脂肪、血液和骨髓的治疗作用。《山海经》中就有"何罗之鱼 …… 食之已痈"和"有鸟焉……名曰青耕，可以御疫"的医疗记载。随着时代的发展，人类逐渐发现一些食物可以用于治疗及预防疾病。历史上有伊尹创始汤液之说，商朝人伊尹善于烹调，又精通医学，将烹调食物的经验用于配制汤液。对此，有人却有疑义，认为伊尹所制汤液只是"五谷之液"，而未混合药物。然而，不论伊尹当时所制的汤液是否属于药物，都对后来汤剂的发展成熟起到了极大的推动作用。

"神农采百草"也好，"神农尝百草"也好，最终都为后世医家形成中药学经典著作《神农本草经》提供了依据。《神农本草经》的成书年代一般认为在东汉时代。目前存世的《神农本草经》为近代辑佚本，是后人依靠文献中的引述辑录而成的。《神农本草经》共载药365种，首创了上、中、下三品药物分类法：上药为君，主养命以应天，无毒，多服大服不伤人；中药为臣，主养性以应人，无毒有毒，斟酌其宜；下药为佐使，主治病以应地，多毒，不可久服。每一种药方的记述，都包含药名、性味、主治、产地、别名等。

有了药物的著作，然后为人所用，便是"医"。这个"医"随着时代的不断进步，便有了"医学"，这就有了"中医""中药"，又被称作"国医""国药"。这就是中医与中药密切相关、互为促进的关系。随着中医逐渐发展并形成体系，一部部经典医学著作应运而生，这些宝贵的医书便成为历代医家实践经验与渊博学识的结晶，成为中医理论的基石。我国现存最古老的全面论述中医理论的经典著作是《黄帝内经》。

《黄帝内经》，简称《内经》，分为《灵枢》与《素问》两部分，是我国现存最早的医学经典著作,它标志着中医学基础理论的初步形成,对中国古代文化产生过深远影响。《黄帝内经》内容博大精深,包罗万象,是本关于生命、智慧、养生、医疗、哲学的百科全书。《黄帝内经》并非黄帝所作,而是托黄帝之名,汇编后人流传下来的有关生命、医学等方面的思想理论,集中反映了华夏子孙在医学和养生学方面的集体智慧。

《黄帝内经》从饮食起居、劳逸、寒温、七情、四时气候、昼夜明晦、日月星辰、地理环境、水土风雨等各个方面确立了疾病的诊治之法,并详细地叙述了病因、病机、精气迹象及全身经络的运行情况,还完整地提出了"养、调、治"的基本原则,阐述了关于"保养"和"补养"的方法和要领,是后世各种医书的理论源泉和科学依据,也是中国古代文化宝库中一部伟大的奇书。

以上交代了宁波中药业和中医业兴起的源头。从7000年前的河姆渡时期的中草药已为先人所用,到田螺山的先民们已知晓种植茶树、蓄养禽类中的鹅,直至《神农本草经》《黄帝内经》等医药学经典出现,创立了"天人合一""阴阳五行""藏象""营卫气血""经络脉象""病因病机""诊治法则""养生防病""药物性味""七情和合""方剂构成""产地与采制""炮制与制剂"等学说,这些都奠定了独特的中医药学理论体系,为宁波后世中医药学的不断完善与发展提供了基础。

春秋战国至魏晋的本草研究

　　根据考古发现和文献记载，早在夏禹时代，古越人就在浙江沿海即现宁波一带生息繁衍。距今 4200 年前后，原始公有制社会开始瓦解，浙东这块土地上先后出现过堇子国、古越国等奴隶制国家。春秋时期，宁波历史上的慈城（慈溪）、勾章、鄞城曾先后是古越国的郡。吴越争霸曾上演了一幕幕悲壮的历史剧。勾践的卧薪尝胆、励精图治，激励过多少人为实现自己的志向而努力奋斗，流传的文种、范蠡、计然乃至西施的故事，展示了古越国复国的历史画卷。而浙东地区即勾践秣马厉兵的大本营。据宁波民间传说，余姚车厩曾是越王勾践置厩停车秣马之处。又据《慈溪县志·旧迹》所载："越王寨，车厩单于山东北。"镇海汶溪是勾践重要谋士文种的故里；计然收越国大夫范蠡为徒，授之"七策"之计，隐于奉化方桥；鄞州陶公山又是勾践灭吴主将范蠡功成身退的隐居之地。余姚这个地方直至清时仍属绍兴版图。为了富国强兵，勾践重视人口增长，关心子民疾苦。勾践曾对申包胥说："越国之中，疾者吾问之，死者吾葬之，老其老，慈其幼，长其孤，问其病,求以报吴。"而要做到这一点,也需要医药的保障。可见在当时,宁波的中医药业已发展到了一定的程度。

浙东地区,端午节民间有佩香囊、挂艾蒿、饮雄黄酒、吃粽子的习俗,沿革2000多年,经久不衰。香囊内有朱砂、雄黄、香药,外包以绸布,清香四溢,有避蚊虫叮咬的功能;家家门前挂的艾蒿,叶、茎都含有挥发性芳香油,可驱蚊蝇、虫蚁,又净化空气。中医学上认为以艾入药,有理气血、暖子宫、祛寒湿的功能。将艾叶加工成的"艾绒",又是灸法治病的重要药材。这也说明了在那个时代,浙东人民已发现并运用这些中草药治病防疫。

据宋人吴仁杰编写的《离骚草木疏》记载,爱国主义诗人屈原在其著名诗篇《离骚》中写到了沅、湘等地的香草44种、莸草11种。而古代香草都能入药,如莲花、菊、白芷、杜衡、菟丝子、蛇床子、橘、桂、松、柏、辛夷、艾、葛等,今仍是常用的中药。楚国吞并越国后,也带来了不少楚地的医药文化,从而促进了浙东地区的中医药发展。

同样,战国后期,秦灭六国后,南征百越,浙东地区越人被秦军驱散,大量南迁,这对古越文化的传承带来影响。西汉时,又有北人大量南迁,中原较早出现的医药学也随之传入。自三国东吴执政以后,强迫聚族而僻居的越人下山,这加速了越汉融合。又因大量来自北方的人在浙东地区扎根,带来了源于中原的岐黄之术,同时也吸取了浙东地区的用药经验,浙东大地上活动着许多来自中原地区懂医谙药学的人才。如西汉夏黄公,"商山四皓"之一,秦时曾为朝廷博士,后在鄞县隐居,并在鄞西(今海曙区)一带行医。另有东阳梅福,九江郡寿春人氏,曾在汉朝廷谋事。

公元 2 年,云游浙东四明,曾在余姚梁弄东明山隐居。有年秋,会稽郡境内梁弄一带流行疟疾(时称"卖柴病"),疫情暴发凶猛,山民惶惶不可终日,梅福受邀施诊,用"甘草、乌梅、甜茶、槟榔"四味,煮水煎成汤药治之,有神效。不久,疫情得到控制,梅福名声大振,时人赞曰:"药到病除,起死回生之术,普济平民,不收分文之德……"又如余姚人虞翻,北方移民后裔。东汉时,其祖迁居余姚,是余姚虞氏大族之鼻祖,虞翻知医术,曾被聘为随军行医。这些人对浙东地区医药的兴起起到一定的推动作用。

两晋、南北朝时期是我国历史上政权更迭频繁、战争连绵不断、社会动荡的时期。而隋唐是两个相对稳定的统一皇朝,也是中国历史上较强盛的时期,社会稳定,人民思想开放,给药学的发展带来了积极的影响。

当时,宁波远离纷争的中原,四明山二百八十峰,山清水秀,风光旖旎,植被茂盛,物种丰富,是历代隐士们隐居修行的理想之地。而在众多隐士之中,最著名的两位就是葛洪和陶弘景,他们对宁波医药学的发展作出了卓著的贡献。

葛洪,字稚川,号抱朴子,汉族。他曾受封为关内侯,足迹遍神州,后从师、成道、定居在四明山与天台山脉交会之处的宁海。民间传说,东晋咸和二年(327),葛洪在灵峰山炼丹,当地瘟疫流行,葛洪广采草药,制药布施,众多染疫者得到救治,百姓感激他为民治疫之举,尊其为仙翁,并建灵峰寺祭祀他。如今宁海的大、小丹山,湖头村尚存纪念葛洪的庙,水车的井山庙也是为葛洪而设的纪念地。

葛洪撰著的《抱朴子内篇》20卷，集汉魏以来炼丹之大成，详细地记录了许多丹方、炼丹设备、炼丹过程和结果，而其最大的贡献是扩大了矿物药的应用范围。他所记述的有用雄黄治毒蛇咬伤，用密陀僧（氧化铅）防腐，用铜青（碱式碳酸铜）治疗皮肤病，用艾叶消毒驱虫等方法。葛洪炼丹的实践，积累了我国在化学尤其是制药化学方面的知识，促进了制药化学的发展。

葛洪在本草和方剂学上也有一定贡献。葛洪精晓医学和药物学，主张道士兼修医术。"古之初为道者，莫不兼修医术，以救近祸焉"，认为修道者不兼医术，一旦"病痛及己"，便"无以攻疗"，不仅不能长生成仙，甚至连自己的性命也难保。这大概就是修道者的人生哲学。他晚年一直生活在民间，采药、炼丹、治病。他为当地百姓做了不少好事，人们一直纪念他。

葛洪著有《金匮药方》100卷，因其卷帙浩繁，不便携带，便摘其要者写成《肘后备急方》。这是一本实用的临床急救手册，书中收集了大量急救用的药方，所用药物普通常见。故人称"率多易得之药，其不获已须买之者，亦皆贱价，草石所在皆有"。《肘后备急方》列73篇名，记述各种急性病症或某些慢性病急性发作及中毒的治疗方药、针灸、外治等方法，并简述个别病的病因、症状等。该书对天花、结核病、恙虫病、脚气病以及恙螨等都作了详细描述。书中记载的药物有350种，其中植物药约230种，动物药约70种，矿物和其他药约50种。在这些药物中，贵重药物为数极少，而于山野间易得的药物，如大蒜、姜、大豆、豉、艾、灶下土、食盐、墨、鸡鸭等禽兽及其血、粪便等用得最多，书中还引用了不少常用的方剂成药,如陈元狸骨膏、裴公膏、走马汤、龙牙散、羊脂丸、淮南丸、痢药等,这对研究古代方剂的发展具有一定意义。在《抱朴子内篇·仙药》中,葛洪对许多药用植物的形态特征、生长习性、生长产地、入药部分及治病效果等,都作了详细的记载和说明,对我国后世医药学的发展产生了很大影响。

《肘后备急方》记载了不少方药和治疗方法,如用大豆、牛乳、蜀椒、松叶等药物来治疗脚气病。按现代医学来说,脚气病是缺乏维生素 B_1 所致,上述这些药富含维生素 B_1,可谓药到病治。又如治疗野葛、狼毒、羊踯躅、芫花、半夏、附子、杏仁、莨菪、矾石、水银、毒菌、有毒畜肉、有毒鱼肉等有毒食物中毒,可采用甘草、荠苨、鸡蛋、大豆等来治疗,有的利用化学反应以解毒,有的用催吐以防止毒物吸收,都与现代医学中毒急救的方法相符。书中记载的青蒿的用法,更为后世所沿用。书中记载"青蒿一握,以水二升渍,绞取汁,尽服之",可以治疗疟疾。以屠呦呦担纲的研究团队受此启发,从青蒿中提取了一种无色结晶体,即青蒿素,经多次临床实验证明,对抗击疟疾具有良好效果,挽救了几百万人的生命。2015 年,屠呦呦荣获诺贝尔生理学或医学奖。

与葛洪类似,求道炼丹的还有隐士陶弘景,他也与宁波有很深的渊源。民国《鄞县通志·文献志》记载:"陶弘景,字通明,秣陵人,十岁得葛洪《神仙传》,昼夜研寻,有养生之志。曾梦佛授《菩提记》云,名为胜力菩萨,乃诣鄮县阿育王塔,自誓,受五大戒。"陶弘景释道并修,其足迹遍于四明,也留下了不少有关求仙的传说。《宝庆四明志》也有记载:"蓬莱山下有冲应真人祠,真人姓陶,讳弘景""梁朝真人修药于蓬莱观,自写真于东壁"。他在药学上的主要贡献是把《神农本草经》所载的365种药,加以订正补充,又加入陶氏《名医别录》中的名医别品365种,共730种,汇编成《本草经集注》,成为我国本草学发展史上的一个里程碑。

《本草经集注》为本草药的研究作出了很大贡献。其一,陶弘景按本草自然的属性进行分类,改变以前本草药物的一般分类法,即把药物简单地分为上、中、下三品。陶弘景把药物分为玉石、草木、虫兽、果、菜、米食、有名未用七类。除有名未用外,其余每类再分为上、中、下三品。这种分类法,后来成为我国古代药物分类的方法,沿袭使用1000余年。其二,陶弘景对药物的性味、产地、采集、形态和鉴别都作了详细的论述。对药物的热寒性味用朱、墨点予以区别,以朱为热,以墨为冷,无点为平。在此基础上,再强调产地不同的同一药物,其性能优劣也有区别,还说明了各地药物的采集和制作方法与疗效的不同。陶弘景在《本草经集注》的序中,充分说明了"自江东以来,小小杂药,多出近道,气力性理,不及本邦。假令荆、益不通,则全用历阳当归,钱塘三建,岂得相似? 所以治病不及往人者,亦当缘此故也"。他在此集注中,明确指出常山以鸡骨者为真,麻黄于秋季采集功效为胜等,这些都有一定的科学价值。陶弘景特别重视药材的鉴别,如集注中记载:"术乃有两种:白术叶大有毛而作桠,根甜而少膏,可作丸散用;赤术(苍术)叶细无桠,根小苦而多膏,可作煎用……东境术大而无气烈,不任用。"可见中药材强调"道地"的概念了。其三,陶弘景首创了"诸病通用药"这个概念,即把药物按其效用加以分类,如祛风的药物有防风、防己、秦艽、川芎、独活等，治水肿的药有大戟、甘遂、泽泻、葶苈、芫花、巴豆、猪苓、苇根、商陆等，治黄疸通用药有茵陈、栀子、紫草、白薇等。这种分类方法为后人的本草著作所沿用。其四，《本草经集注》考定了古今用药剂量的度量衡，并规定了汤、酒、膏、丸等剂型的制作规范，如：麻黄去节，鬼臼、黄连去须毛，石韦刮去毛，桃仁、杏仁去皮尖；果实种子药，如山茱萸、五味子、蕤核、决明子等须打破后用；角质类药，如犀牛角、羚羊角等须镑刮后作屑用；矿物类药，须捣碎后用。《本草经集注》还把来源不明或已弃用的中草药列为"有名未用"类，反映了他不轻易否认前人，又能坚持自己的研究结论的严谨态度。陶弘景的《本草经集注》对当时和以后的药物研究者产生很大影响，几乎成了后人编写本草著作的范本。尽管这本著作也存在不足之处，甚至有错误的陈述，但其仍不失为那个时代影响深远的本草类著作。

又据释莲舟辑、潮阳灵山护国禅寺印《灵山正弘集》中《历代名人学佛纪略》记述："陶弘景，吾家医学与佛教关系甚深，史家失载，实遗憾事。"可见陶弘景也是一个禅医，可惜的是有关著作已遗失。

葛洪、陶弘景的草本研究和著作，对宁波的中药学研究和药业的兴旺发展起到了促进作用。

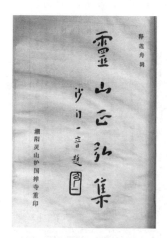

《灵山正弘集》书影

唐·陈藏器的《本草拾遗》

在中国中医药历史上，四明人陈藏器被称为"八世纪伟大的药物学家"，占有重要的地位。

陈藏器，唐开元年间（713—741）任陕西京兆府三原县尉，一向喜好医道。他在认真研究药学的过程中，发现唐高宗显庆四年（659）由国家颁布的第一部药典《新修本草》虽载药844种，但遗存尚多。在其成书之后的数十年间，民间的单方、验方又大批涌现出来。

陈藏器因此广集诸家方书及近世所用新药，以寒温性味华实禽兽为类，在唐开元二十七年（739）撰写成《本草拾遗》，包括《序例》1卷、《拾遗》6卷、《解纷》3卷。《本草拾遗》兼顾药学理论和实际应用，有颇高学术价值，是历史上首部由宁波人所写的中药学著术，也可以看作宁波中医药学研究历史上的始点。

《本草拾遗》共参考了116种史书、地志、杂记、医方等，其中包括张鼎、崔知悌等同时代人的著作。《本草拾遗》记载《新修本草》未收之药692种，详述药名、性味、毒性、药效、主治、产地、性状、采制、禁忌等,内容丰富多彩。其"解纷"部分为解决旧本草著作中药物品种纷乱而设,包含了对 269 种药物的讨论,大多为《唐本草》中的品种,还指出其中的一些错误,对因形态、药名相似而易产生混淆的药物进行较为详细的辨析。《本草拾遗》是对我国唐代医药学发展的又一次重大总结,为我国中医药的传承作出了重要贡献。

《本草拾遗》原著早已佚失,但其主要内容在《开宝本草》《嘉祐本草》和《证类本草》中得以保存,尚存药物 628 种,今人尚志钧有辑复本流传于世,又有《〈本草拾遗〉辑释》由安徽科学技术出版社于 2002 年出版。

陈藏器的《本草拾遗》不仅吸收了众多的民间医学成就,而且在理论和临床应用中都有独到的见解。《本草拾遗》内容丰富而广博,为我国医药学作出了多方面的贡献。

1. 创造了药物和药剂分类法

《本草拾遗》在《序例》中按药物的性能提出了"十剂"的分类,十分接近现代的分类方法。具体如下:宣可去壅,生姜、橘皮之属;通可去滞,木通、防己之属;补可去弱,人参、羊肉之属;泄可去闭,葶苈、大黄之属;轻可去实,麻黄、葛根之属;重可去怯,磁石、铁粉之属;滑可去着,冬葵子、榆白皮之属;涩可去脱,牡蛎、龙骨之属;燥可去湿,桑白皮、赤小豆之属;湿可去枯,白石英、紫石英之属。由此,我国早期方剂学从《内经》的"七方"发展到唐代的"十剂",为后世方剂学按功能对药物进行分类奠定了基础。

2. 丰富了"中药大家族"的宝库

陈藏器在《本草拾遗》中录入的药物，产地广阔，既达滨海，又入内陆，不局限于汉人居住地区，还涉及大量少数民族地区，例如壮族地区著名的解毒药——苍梧陈家白药和龚州甘家白药，也收录了岭南地区的鸡候菜、含水藤、赤翅蜂等。《本草拾遗》还收罗了浙东沿海大量的贝类，对我国海药开发在深度和广度上作出了开拓性的贡献。

《本草拾遗》新增药品较不常见，当时有人称为"搜罗幽隐"，其实是当时交通不发达，各地交流较少之故。中药素有"道地药材"之论，中国幅员辽阔，在某地常用的药材，到了别的地方被视作冷僻之物，也可理解。但作为药物学家，在辑录药材过程中，能发现一种即录入一种，积少而成多，这是常事，更何况陈藏器并不是一味地搜奇，他所增补的药品有不少成为后世的常用药。还有的药物在日常生活中被人们忽略，一经陈藏器发现即被辑录，不少亦为后人普遍使用。如由陈氏最早录入的延胡索，后来成为理气止痛、活血化瘀的常用药。《本草拾遗》对独角蚁的形态及其治疗作用、苦丁茶（包括皋卢、枸骨叶即功劳叶）和葫芦科植物合子草的形态和性味功能的记载，也是开创性的。正如李时珍所说："……海马、胡豆之类，皆隐于昔而用于今；仰天皮、灯花、败扇之类，皆万家所用者，若非此书所载，何以稽考？"

唐时，海外药物通过各种渠道涌入中国，陈藏器十分关注这些奇方异药的特性，并作了详细的记录，这是《本草拾遗》的又一大特点。例如产于欧洲的一种球茎甘蓝，经西域、吐蕃、河西走廊流传至唐，陈藏器把这种植物称为"甘蓝"或"西土蓝"，并把这种蔬菜当作一种能够"益心力，壮筋骨"的外来药物。他还向人们推荐食用由新罗国的一种双壳软体动物担罗与昆布做成的羹来治疗"结气"。陈藏器还记录了出于朝鲜的白附子、海松子、延胡索、蓝藤根等药材。印度吐火罗国等传来的异药"质汗"（含有柽乳、木蜜、松脂、甘草、地黄和"热血"等成分），将之调入酒中，主治"金疮伤折，瘀血内损，补筋肉，消恶血，下血气，妇人产后诸血结"。陈藏器还是记述产自马来西亚的香料药物的第一位中国人，他把它称作"肉豆蔻"；也是记录西域交河出产的刺蜜（胡人名为"给勃罗"）的唯一的唐朝药物学家。

陈藏器对纠正前人本草著录的失误也卓有贡献，如有关药物的药性方面，他在《本草拾遗》中指出接骨木"有小毒……《本经》（指《唐木草》）云无毒，误也""姜黄性热不冷，本经云寒，误也"，为后世的临床医用所广泛接受。另外，他指出陶弘景《名医别录》未辨黄精与钩吻两物的失误，并细心地把黄精分为偏精与正精两种，指出苏恭把女萎、萎蕤分为两物的错误，肯定了陶弘景《名医别录》所录正确，并说明了该药物的性能、形状、特点与功用等。陈藏器还指出菌桂、牡桂、桂心是一物，筒桂为菌桂之误书，叙述有理有据。他还指出前人把泽兰与兰草相混的错误。关于药物的作用，陈藏器批驳了《神农本草经》关于食姜能使人少智的"浪说"。

3. 陈藏器是宁波史上医学研究第一人

我国医学界的动物实验由来已久，隋朝时，巢元方《诸病源候论》就有用动物实验检验古井中是否有毒的记述。陈藏器则是甬上用动物实验来验证医学研究成果第一人。

《本草拾遗》中记录了陈藏器不少用动物实验来观察治疗成果的实例。他说："糯米，性微寒……久食之，令人身软。黍米及糯，饲小猫犬，令脚屈不能行，缓人筋故也。"由此建立了脚气病的动物模型，并用于验证病因，从而发现了现代人所称的维生素B_1缺乏症。又如陈氏所述："赤铜屑主折疡，能焊入骨，及六畜有损者，细研酒服，直入骨伤处。六畜死后取骨视之，犹有焊痕，可验。"这也可看作世界上最早的动物药理实验的记录。现代医学也可证明，服用含铜元素的药物，确有促进骨痂生长愈合之功效。

陈藏器还对不少药物的临床应用方法的发展，作出了很大贡献，如葛根首载于《神农本草经》，其味甘辛性平，唐代以前多用以解肌、调胃、止泻、止痢，临床常用葛根汤和汁，但《本草拾遗》另辟新径，提出葛根"蒸食，消酒毒，可断谷不饥。作粉尤妙"。陈藏器所谓葛粉是取葛根经水磨而澄取的淀粉入药，味甘性寒，其生津止渴的效力比干葛根好。陈氏葛根"作粉尤妙"的方法，由宋《开宝本草》入录后，便有了"作粉，止渴，利大、小便，解酒，去烦热"的记载，从此医家临床多用葛粉来清热除烦。又如乌贼为重要的海洋性药物之一，在汉代就用其骨入药，南北朝始用其肉，而用其墨则始于唐代。《本草拾遗》最早创用乌贼墨内服以"治血刺心痛"。现代临床医学证明乌贼墨确是一种良好的全身性止血药,对妇科、外科、内科等多种出血症疗效显著,而且无副作用。用乌贼墨主要是通过抑制纤溶酶活性,导致纤维蛋白溶解减少,从而促进凝血。

对于各类疾病,陈藏器在《本草拾遗》中记载了不少独创的治疗方法。他提出:"硫黄主诸疮病,水亦宜然。水有硫黄臭,故应愈诸风冷为上。"我国用温泉疗疾在东汉出现,陈氏所提出的用温泉治疗疮疡一类外科疾患的方法,一直为古今医家所用。陈氏还提出了独树一帜的热敷物理疗法,如"六月河中诸热砂"条云:"取干砂日曝,令极热,伏坐其中,冷则更易之,取热彻通汗,治风湿顽痹不仁,筋骨挛缩,脚疼冷风掣瘫缓。"这种砂浴疗法直至今日民间仍有不少人在应用。陈藏器还提出,在进行砂浴疗法的同时,可取热彻通汗,然后随病进药,忌风冷、劳役。这其实就是在采取当时通行的物理治疗方法的同时,配合药物治疗,还要注意食物补养的综合方法,以促进病人早日康复。陈藏器还采用化学方法治疗外科疾病,如"草蒿条"云:"草蒿烧为灰,淋取汁,和石灰,去息肉。"这就是将无机碱的腐蚀作用治疗息肉的比较早的记录。

4. 陈藏器是四明医学之初祖

陈藏器的最大贡献是在继《新修本草》之后撰写了《本草拾遗》。这部作品所收药品中不少被后世本草著作引录为正品药条,如《海药本草》引 2 种,《开宝本草》引 64 种,《嘉祐本草》引 59 种,《证类本草》引 488 种。公元 934 年,南唐陈士良把《神农本草经》《新修本草》《本草拾遗》等书中有关饮食的药物加以分类整理，并附上了自己的见解，著成《食性本草》10卷，对饮食疗法作出了很好的总结整理。到了明代，李时珍《本草纲目》共收录了1892种药物，而采自《本草拾遗》的竟达368种，其中动物药111种，矿物药106种，即使最新研究证明李时珍曾有误引的条目，但所引陈藏器的《本草拾遗》仍居于28家历代本草著作之首。另外，日本医籍《和名类聚抄》《医心方》等也对《本草拾遗》有所引用。由此可见，域外医家对此书也非常重视。

在众多药学医家对《本草拾遗》的评价中，李时珍的评说影响最大，他说："其所著述，博极群书，精核物类，订绳谬误，搜罗幽隐，自《本草》以来，一人而已。"

美国加利福尼亚大学教授爱德华·谢弗在他的《唐代的外来文明》一书中，称赞陈藏器是"八世纪伟大的药物学家"，他说："陈藏器详细而又审慎地记录了唐代物质文化的许多方面的内容，这些记载虽然与医药没有直接的关系，但是对于我们来说，却有很高的价值。《本草拾遗》就是陈藏器撰写的一部伟大的著作。正如书名所表示的那样，这部著作是对保守的官方药物学著作的补充。到了宋代时，陈藏器的后辈们对《本草拾遗》中收录了那样多非正统的资料而对他提出了尖锐的批评。但是在我们看来，这些资料中包含了许多中世纪初期刚刚开始使用的新的药物，所以具有重要的价值。"历代国内外学者对陈藏器《本草拾遗》的种种评价，足以说明陈藏器是中国药物学史上占有重要地位的药物学家，也正如清代全祖望所评价的，陈藏器是"四明医学之初祖"。

两宋·中医药业的兴盛

两宋时期,随着社会经济的发展和科学技术的进步,明州的医学和药学领域取得令人瞩目的成就。主要表现在以下几个方面:

1. 明州的名医大量涌现

北宋时期,明州出现了不少名医。著名的有鄞县人臧中立,原是江苏常州人,神宗元丰年间(1078—1085)客居明州。据传他的医术高明,"诊治如神",每天闻名来求疗者络绎不绝。崇宁年间(1102—1106),徽宗因皇后病重,下诏征求良医,臧中立应诏问诊,不到一月便将皇后疾病治愈。于是,徽宗赏银万两为其买地造屋,其宅即在今之迎凤街。

南宋时,大批北方名医举族南下,其中有不少定居明州。他们带来北方的医术良方,与明州当地的医家一起形成了一支可观的医家群体,大大提高了明州的医学水平。如臧中立,其子孙多以医名世,其第三子师颜为翰林医候,师颜次子臧宾卿亦补翰林医学,累转至医瘥。又有河南洛阳人张永,曾为翰林医学,南渡后定居余姚。他精于儿科，名闻四明，其子孙皆精医学，形成一个医学世家。另有原籍河南而寓居姚江的陆从老，其人"膏肓泉石，而能起人于九殒之余"[1]，被楼钥称为"近世之良医"[2]。除了上述几位著名医家，还有奉化的董溱、陆晔、陆溥，也都是名重一时的医学家，其中董溱与陆溥因采用感应丹治愈皇子魏王赵恺的寒热症而称誉医坛，官至翰林驻泊，世称"董陆义逊"。

其时甚至出现了女医者，如楼钥说的鄞县向援的妻子王氏，"晓文义，旁通医卜之说，又善摄养，少病疾"[3]，王氏既通医术，又擅养生之道。陆游也曾提到一位四明女道士谢君，"清秋采药到江村"[4]，可见她也有一定的医药学知识。

宋时医学发展日益为社会所重视，涌现出一批儒医。所谓儒医，是指身为儒生又精于医道者。他们或视行医为济世救人之手段，"以医药为济人利物之具"[5]，把治病救人作为关心社会民生的重要事务，或视医术为提高自身修养的重要内容，以此自娱。在这一认知背景下，儒而知医一时成为明州社会的风尚。著名的儒医王作肃为士而习医，曾搜集数十家医著，为北宋名医朱肱的《南阳活人书》作增释；楼钥以"好医"闻名，他与陆从老论脉法，校《中藏经》；还有卞大亨，"素习养生导引术，医药、占算尤极其

---

[1]　[宋]楼钥《攻媿集》卷八一《陆从老真赞》，《丛书集成初编》本。

[2]　[宋]楼钥《攻媿集》卷七一《跋华氏中藏经》。

[3]　[宋]楼钥《攻媿集》卷一〇七《王夫人墓志》，《丛书集成初编》本。

[4]　[宋]陆游《剑南诗稿》卷一六《送紫霄女道士四明谢君》，《四库全书》文渊阁本。

[5]　[明]郑真《荥阳外史集》卷四六《陈刚小传》，《四库全书》文渊阁本。

妙",医学知识十分深厚,同时又怀德好仁,以救济、施药为乐,"解衣推食,赈恤饥寒,手制药饵,惠利甚博"[1]。

对于明州儒医情况,袁桷在他的《清容居士集》中有生动的描述:"鄞衣冠家为最盛,闾里栋宇相接,属议医药尤尚选择。辄考论其世,又察其词色温谨,涉于儒者,始得进焉。每视疾,必先告以虚实先后,始笔简牍,识其月日,以校轻重。有不如式者,争诟病诋笑。"以袁桷所述可以知晓,当时四明的士大夫之家看病大都选择儒医,而儒医给人看病,也都会做好医案,即当今之病历记录。儒医的兴起,是儒家文化的发展在医学上的反映,同时也反映了宁波医学的发展。

2. 医书的编辑整理是明州医学发展的一个重要标志

宋代四明士人十分重视医方的搜集和编纂,他们或整理家传秘方,或搜觅民间验方,乐此而不疲。据不完全统计,明州士人辑成的方书至少有《传信方》《证类本草单方》《卫生家宝》《小儿方》《海上名方》《魏氏家藏方》《温隐居海上仙方》《治背疮方》与《痈疽辨疑论》9部,其中有4部流传至今。

这些方书大多体现出综合性的特点。其中魏岘的《魏氏家藏方》是综合类方书的代表,辑录了魏氏三代所藏医方。从其所注明的传承来看,不少方子为各级官员所传,也有的为各地的医师、居士、士人甚至僧人所传。书中涉及内科、外科、儿科、眼科、

---

[1] [宋]《宝庆四明志》卷八《叙人上·先贤事迹上》,《宋元方志丛刊》本,中华书局1990年版。

口腔科等科的常见疾病及所采集的方剂,包括丸、散、膏、丹、汤、饮等剂型,称得上是古代医学上的一部百科全书。书中涉及对病因、病理等方面的分析及论证,表明了作者的医学观点。如在论"神仙既济丹"中,魏岘认为:"夫人以肾为本,日与事物交战,损心劳神,神动气散。兼饮食过度,嗜欲无节,亏损精神,气动神疲。阴阳交错,水火不济,精神恍惚,肢体烦疼,夜梦阴交,遗精白浊,是致气衰血弱,百病所生之由也。"可见,魏岘视肾为生命之根本,阴阳失调、水火不济是致病的根本原因。因此,他强调,补益之方,当使"心肾之气互相交养"[1],从而达到健身的目的。《魏氏家藏方》中,还对痔疮的手术治疗作了记述:先在痔核周围的健康皮肤处涂以保护药,然后在痔核上涂布砒剂,因此剂有腐蚀作用,当时称为枯剂。每日敷药三次,俟皮肤焦黑,核破,仍旧照涂药,直待痔核坏死干落为止。并预备止血药和止痛药随时应用。另外预备洗疮口药、缓下药等,使枯痔疗法日趋完善。魏氏的治痔方法,一改北宋自《太平圣惠方》以来一般以砒剂治痔疮,患者常疼痛难忍的情况。魏氏治痔方法,比世界上其他国家中应用枯痔法最早的德国 —— 在 1869 年才开始应用亚硫酸铁溶液注射治疗痔疮 —— 早了 600 多年。《魏氏家藏方》在宋代经宋僧传入日本,藏于东山寺善门院,现藏于日本宫内厅书陵部。

此外,卞大亨的《传信方》共 100 卷,搜罗广泛;余姚王俣的《证类本草单方》35 卷,分门别类,收录单方 4206 个;温大明的

---

[1] [宋]魏岘《魏氏家藏方》卷六,《续修四库全书》本。

《温隐居海上仙方》收录了温氏五世家传名方;《海山仙方》则为郑真五世祖朝奉公所辑而"传于家",凡10余帙。

宋时也留下来不少分科类的医方,如《小儿方》《治背疮方》《痈疽辨疑论》等。《景定建康志》所记"张氏小儿方二百一十版",即指张永所著的《小儿方》。《治背疮方》1卷,为史源所著。史源曾为治疗他母亲的背疮,广求医方,最终用艾灸法治好其母的背疮。在这个过程中,他积累了很多经验,如对背疮的症候,他总结道:"突然高者,毒气出外而聚也;百数小窍者,毒未聚而浮攻肌肤也;色正黑者,皮与肉俱坏也。非艾火出其毒于坏肉之里,则五脏逼矣。"[1]《治背疮方》是史源集民间治背疮的方子,并结合自己给母亲治疗过程中所积累的经验而辑成的。

而《痈疽辨疑论》则是李世英根据家传的积世秘方辑成。李世英精于外科,曾经从学陆从老,他继承了陈无择三因论中的痈疽论,提出了"先别阴阳,随症施治"的治疗方法,善用附子奏功。其治疗痈疽的经验,为明代王肯堂《证治准绳》所收录。

3. 医药保健知识的普及与养生学的兴起

南宋时,四明地区医药知识的普及程度已相当高。除儒士、僧人、道士外,民间人士在长期的实践过程中,也掌握了丰富的医药知识。日本僧荣西在他的《吃茶养生记》中提到,四明一带民间多用丁子香煎茶以解暑。时人舒岳祥在《阆风集》中也记

[1] 转引[日]丹波元胤《中国医籍考》卷七〇《方论》,人民卫生出版社1983年版,第934页。

述了宁海一带的百姓用金钱草治蕴热。

两宋时,明州还出现了一批主张四时摄生的养生家。如高衍孙,"宅旁植水竹奇石,号曰竹墅。其食必按《本草》,其居处必顺叙寒燠"[1]。这就是现代人所讲究的用美化环境的方式来使身心感到愉悦,用吃天然保健食品(包括健身药品)的方式来提高免疫力,用顺应季节规律的起居方式来调节身体机能。在南宋时,人们能提出这种合乎科学规律的养生方法,说明了当时医药业的进步繁荣。

又如南宋时著名宰相史浩,对道家内丹道的吐纳等养生之术也有研究。在养生理论上,四明人也有自己的一套说法。如魏岘说:"善养生者,常致意于金石草木之先,使性不为情所流,主不为客所惑。"[2]魏氏认为养生关键在平常的生活中注意保养、注意控制内情。这种说法与现代的预防医学理论不谋而合。楼钥在《论进德养生》中提出:"养生可以进德,进德可以养生。"认为进德与养生可以互相促进,若能"寡欲而固其本,省事而清其心,则寿命可以延长,盛德可以日新",而养生和进德的要旨在于"内外交养,表里如一"。这些养生理论,从一定角度讲都具有十分珍贵的科学价值,代表了当时明州地区在养生学上的认识水平。

[1] [元]袁桷《清容居士集》卷四八《书高使君脉图后》,《丛书集成初编》本。
[2] [宋]魏岘《魏氏家藏方·自序》,《续修四库全书》本。

元·甬上中医药业的发展

　　1276年,随着南宋政权的灭亡,元军很快进占宁波(庆元)地区。元政府在这里设置了庆元路总管府来管理地方事务。不久,由于政局稳定,经济便渐渐得到恢复和发展。随着社会经济逐渐稳定,海内外贸易也渐渐得到恢复,从而为宁波中医药业的发展提供了有利条件,元朝成为宁波中医药发展史上一个重要阶段。

1. 海内外的交通运输为宁波中医药业的发展提供丰富的药材

　　水路是古代主要的交通路线,宁波地区河网密布,水上交通对地区经济的发展显得尤其重要。宁夏、青海、四川、云南、贵州出产的大量中药材,大多经内陆水路运至城内船埠码头,浙东大运河在其中起到了很大的作用,而闽、粤两地产的中药材,大多经海运至奉化江畔一带卸货。水路运输是宁波中药材的重要运输方式。

　　除了内陆水上运输,元代的海运发展也为宁波的中药业发展作出了重大贡献。宁波凭借港口优势,海外贸易得到了很大的发展,大量的海外商人与各种奇珍异宝聚集于此。"招徕或外域,贸易丛兹乡。唧咿燕国语,颠倒龙文裳。方物抽所宝,水犀警非常。驱鳅作旗帜,驾鳖为桥梁。"[1]庆元作为海丝之路的重要港口,在宋时就形成了三江口奉化江西岸,东津浮桥西头两边的江畔。

根据《至正四明续志》中的相关记载,进口货物主要有两大类:

细色。主要是一些贵重货物,有珍宝与金属,如珊瑚、玛瑙、水晶、犀角、琥珀、倭金、倭银、象牙、玳瑁等;香料,如麝香、龙涎香、丁香、交趾香等;还有药材,如人参、鹿茸、牛黄、雄黄、红花等。

粗色。指一般性商品,以普通的药材、香料、布匹、木材、矿物为主。

根据《宝庆四明志》卷六《市舶》中记载的宋代对日本贸易中所进口的日本货物来看,到了元代还应该有水银、鹿茸、茯苓、珠子、硫黄、螺头、合簟等。

由此可见,元代海外贸易兴旺,所进口的货物中包括大量的中药材,这些珍贵的中药材进一步丰富了宁波中药材的种类,从客观上来说,也让中医师的处方有了更多的选择。

2. 官办医学的兴办促进了中医药的进一步发展

元代模仿儒学,设立了专职的医官,创设医学教育机构,培养医学专业人才。元代医学崇奉的是伏羲、神农、黄帝"三皇",因此

---

[1] [元]吴莱《颖渊吴先生文集》卷四《次定海候涛山》,《四部丛刊》本。

各地都建有"三皇殿"。每年春、秋两季兴办祭祀仪式。春季一般选在三月初二,秋季选在九月初九。元时,张养浩在他的《归田类稿》中记述:"任日专,学益盛,而三皇之祀遍天下矣。"[1] 庆元路的医学于至元十八年(1281)创设,位于府城东北贯桥南。医学设教授1位,学正1位,学录1位,并有医学生员。而庆元负责管理医疗事务的机构是至元二十五年(1288)设置的官医提领所。至元二十九年(1292),在肃政廉访副使陈祥的主持下,在西南边新建庆元路医学,至大二年(1309)被大火烧毁。延祐二年(1315),在医学教授徐道源的建议下,于魏家巷重建庆元路医学。当时,除庆元路外,在庆元周边的奉化州、昌国州、慈溪县等地也各设医学,立三皇像。

元时除设立医学外,还由官方设置惠民药局作为官办的医药机构。庆元路的惠民药局在清澜桥北,建立于大德三年(1299),用本金放贷所狄利息配置药物,发放给病人。药学与药局的设置进一步密切了传统中医师与中药的关系。

3. 元代宁波涌现了一批著名的中医师

元代宁波涌现了一批卓有成就的民间名医。袁桷在《庆元路医学记》中记述:乡里有许多名医,他们行事谦虚谨慎,表面上看似言语迟钝,但在为病人诊疗时,却仔细观察病人的面色、舌色,接脉仔细谨慎,针对病人身体经络的微小变化,开出针对性的

---

[1] [元]张养浩《归田类稿》卷四《济南路改建三皇庙记》,《四库全书》文渊阁本。

诊疗药方,很少出现失误。遇到疑难杂症,会请教医术高于自己的医生。袁桷对宁波名医的医术和品德给予了很高的评价。当时,宁波著名的医学家有滑寿、吕复、陈公亨、项昕等。

滑寿(约1304—1386),字伯仁,晚年自号撄宁生。祖籍河南襄城,生于江苏仪征。祖父时迁居鄞县,后徙居余姚。曾从儒学大师韩说学习,每日作文千余字,"操笔为文,辞有思致",擅乐府诗创作。时京口名医王居中来仪征行医,滑寿数次前往拜访。后从王居中学习医学。在王居中指导下,先后学习《素问》《难经》等医学典籍。学业完成之际,滑寿能指出《素问》《难经》存在的问题,并根据自己学习心得书写了《难经本义》《读〈素问〉钞》等著作,得到了王居中的称赞。后滑寿又研习张仲景、刘守真、李明之三大医家的医学理论,医术大有长进。针对当时医学界不够重视针灸、方药之说盛行以致针灸治疗日趋衰落的情况,滑寿又开始了对针灸治病的研究。他拜著名针灸专家高洞阳为师,学习针灸。经数年研习,又参阅诸多典籍,取《黄帝内经·骨空》诸论及《灵枢篇》所述经脉,又著《十四经发挥》3卷。《十四经发挥》对人体穴位的分布与位置、经络的运行等都进行了细致的考察,确定了人体657个穴位。在书中,滑寿提升了奇经八脉中任、督二脉的重要性,指出了任、督二脉与其他奇经之不同,应与十二经脉相提并论而成十四经,并重视脉的分部及其与脏腑的关系。滑寿还在《素问》《灵枢》基础上,通考腧穴657个,考证其阴阳之往来,推其骨孔之所驻会,详加训释。在针灸医术日趋衰废之时,滑寿的《十四经发挥》促进了针灸在元代的盛行,并成为后代针灸

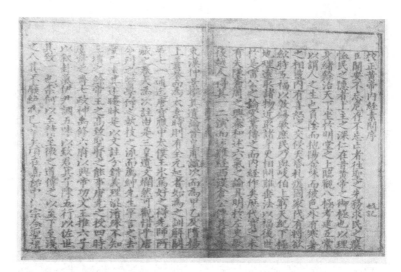

滑寿《读〈素问〉钞》书影

医学的规范。此书还流传到了日本等国,推动了日本针灸医学的兴盛。

滑寿的《诊家枢要》《读〈伤寒论〉抄》《痔瘘篇》《医韵》等著作,也对元代医学作出了重大贡献。

元代甬上的另一位名医是吕复,字元膺,号沧洲翁。他幼年随长辈由婺州路迁居鄞县,因母亲得病,对医学产生了兴趣。他始拜三衢名医郑礼之为师,学习医术,得到郑礼之传授的药方及《色脉》《药论》等医籍。在郑礼之指导下,吕复每日记录治疗病人的情况,考订药方的治疗效果。经过数年的刻苦努力,他在医术上有了深厚的积累,给人治病疗效都非常好,在鄞县的病人多数都找吕复来医治。

对于吕复的医术,元末戴良在他的《九灵山房集》中有很高的评价：从表面上看，吕复治疗病症时似乎不加思索，但实际上，他能有针对性地借鉴古人疗病的方法，而且根据病人的具体情况对症下药。他的医术得益于对古代医学典籍理论和治疗方法的研究，他还作了细心认真的考证；对于其他医生医术的优劣、治疗方法的好坏，他都会加以研究和鉴别，从而提高自己的医疗水平。

吕复在医治病人的过程中，不断积累医案，编著有《内经或问》《灵枢经脉笺》《切脉枢要》《运气图说》《养生杂言》《脉绪》《脉系图》《难经附说》《四时燮理方》《长沙伤寒十释》《运气常变释》《松风斋杂著稿》等。

出身医学世家的陈公亨，是元代宁波又一位名医，其祖、父辈都以医术闻名。年轻时陈公亨对医家经典如《灵枢》《素问》《难经》以及诸家奇方秘论都非常熟悉，还经常与父亲、兄弟们研讨医术。经过不懈努力，陈公亨20多岁时，就以高超的医术为人称誉。随着他的医学实践积累不断丰富，他还能根据医理配制药剂。在配制过程中，精选优良药材，根据病人的实际症状准确把握各种药材的分量、煎熬的火候，不拘泥于古方。最难能可贵的是，陈公亨医德高尚，正如明代郑真在《荥阳外史集》中所说：无论是富人、达官，还是闾巷平民，只要有人来请他诊治，他就会不管风雨寒暑上门疗病。而且在出售药剂时，往往不计较药剂之成本。对于那些平民百姓，尤其是贫民，他还会免费给予治疗，唯恐迟缓。陈公亨精良的医术和高尚的医德，为他赢得了很高的声誉。元政府还任命他为浙江省医学提举，但陈公亨坚辞不受。

项昕，号抱一翁，永嘉人。他也是元时甬上一代名医。他自幼研习医家经典，又遍访名医，也有很高的医术。戴良在他的《九灵山房集》中记载说，他"为人治诊病、决死生，无不立验"[1]。项昕行医40年，治愈了不少病人。有一些病人病好后拿丰厚的报酬来答谢他，他都婉言谢绝。对于那些无钱买药的穷人，项昕不仅免费给他们诊疗，还送他们药，几十年如一日，因此在民间有很好的口碑。项昕结合治病实践，写了《脾胃后论》《医原》等医学著作。

元时，甬上名医除上述几位之外，还有余姚人许仲举，以善治毒疮闻名，他遵循古法而不随意，因此疗效很好。

慈溪余益之也善治毒疮。他不用灼艾，不用利刃，只用他家传秘方，便能让毒从体内排泄出来，不伤害身体脏器。腐烂的地方会长出新肉，感染的地方也会痊愈。明代宋禧在《庸庵集》中称赞说："治疽如余君，未见出其右者。"

四明李生善治各种奇怪的疾病，尤其是疣和痔疮等病。如有一人眼睛上长了一个疣，有核桃一般大小，还不断生长，经过李生的治疗就痊愈了。另有一人长久患痔疮，十分痛苦，经李生治疗仅十天，痔疮就干结脱落，顽疾很快痊愈了。

4. 元时药材种植业的兴起是宁波药材业的一大特色

在中医药历史上，宁波的"浙八味"因质量好、应用范围广且疗效佳，一直为历代医家所推崇。

---

[1] [元]戴良《九灵山房集》卷一九《抱一翁传》，《四库全书》文渊阁本。

所谓"八味",指的是白术、白芍、浙贝母、杭白菊、元胡、玄参、笕麦冬、温郁金这几味中药材。

"浙八味"以苦、辛、寒、温为性味主要特征,治疗疾病范围很广。如浙贝母、杭白菊的功效是清、散;白芍、白术可以进补;而温郁金等则多用于泻火、泻热、逐瘀。在临床中,医者合理搭配,发挥药材固有的药性,达到疗病之目的。

宁波周边的山区,常见的还有兰科植物铁皮石斛或金钗石斛,这些植物生长于悬崖峭壁。另有苍柏、骨碎补、鸡血藤等,这些药材,只有长年累月在深山老林里寻觅的药农才会发现,然后冒着生命危险采摘下来,卖个好价钿。另有不少草药,如黄精、半夏、车前子、益母草、栀子、金银花、紫苏等,每当初夏时节,宁波山区多有生长,为农村山民采摘后作为一种收入。

明代的官医与民间郎中

明代商业经济的繁荣，尤其是药商的兴起，不仅促进了宁波医药业的发展，还使官办的职业医生与民间江湖郎中并存的现象在宁波出现。

明时的中央政府与地方政府都设立了医疗机构，中央设太医院，地方府、州、县各设医学，其主要是负责社会的医疗卫生工作，兼培养医学人才。太医院分科很细，有大方脉、小方脉、妇人、疮疡、针灸、眼、口齿、接骨、伤寒、咽喉、金镞、按摩、祝由13科。官办医疗机构有一大批职业医生，医官、医士、医生专科肄业。由于中医生的职业特点，一般说来，官府医生是世袭的。凡医家子弟，至少要有一人学医，力求代代相传。如宁波人陈伯俊（？—1443），永乐初，以名医征诣南京，为太医院院士，从此成为南京人。其子陈恺（1390—1468），"天性淳厚，居家孝友，读书寒暑不辍，世业医，克究家学"，医疗技术甚高，京师称其为"一贴"（宁波老话，意为"一看就好"），深受皇帝喜欢。明代倪谦在《倪文僖集》中述："平居惟务教子，俾人治一经，书声琅琅不绝。"陈恺年老后,长子陈钟顶职成为太医院院士,克绍世业。而其他两个儿子则为贡士。[1]

永乐初,鄞县医生陆昂被召进京,成为太医院医生。他曾预修《兰台金匮》《元机素要》等医学著作,还著有《叙古千文注》,只惜未曾刊刻,而没能流传下来。明时,甬上还有不少医生在地方医疗机构供职,如鄞县人李伯惠,精医术,任奉化医学训导。

明时,除了官方的专业医生,还涌现了不少民间的江湖郎中。江湖郎中又有职业郎中与业余郎中之别。医生需要学习专业的医学知识,须家传或师徒传授。但也有读书人自己学习中医知识,以此成为医生,乃至成为名望卓著的中医,这在中医业界并不为奇。当时宁波还有一种说法,凡孝子必须具备一些医疗知识,"人子不可以不知医"[2]。如鄞县人陆季高(昂),博学善文,因父亲生病,自学医学知识,以此精通医术。又有慈溪人王纶,因父亲生病,求医无效而学医,进而精通医术。定海人王大豫,也是因父亲生病而"研心岐黄之术以济人"。定海人王元善,"尤通岐黄书,病者以药饵起之,全活无算"[3]。可见民间的郎中里不乏自学成才的名医。

明代,官方不允许民间医生自己组织成立专业医疗机构,所以,民间医生常设家庭小门诊,有些还上门服务,以此收取一点报

---

[1] [明]倪谦《倪文僖集》卷二八《故艾庵陈先生墓志铭》,《四库全书》文渊阁本。
[2] [清]光绪《镇海县志》卷二五《王大豫》,《续修四库全书》本。
[3] [民国]《镇海县志》卷二三《王元善》,《中国地方志集成》本,上海书店出版社1993年版。

酬作为生活来源。但也有一些民间郎中，游走于大街小巷，背着医囊，摇着小鼓，诊治患者。还有不少既有高明医术，又有高尚医德的民间医生，以医行义，这在宁波中医业界十分常见，甚至于民国时仍有流传。

明时甬上名医辈出，代不乏人。明代宁波医家人数众多，据记载有名医60余位。从医学角度来说，民间医生比政府官办的医学机构的医生成就更大，更有创造力。他们不仅医术高明，而且有不少影响深远的医学著作流传下来。宁波名医王纶就是一个代表。

王纶（1453—1510），字汝言，号节斋，慈溪（今慈城）人。从小聪慧好学，"名称籍甚，为邑鸿儒"。成化二十年（1484）进士。历官礼部郎中、广东参政、湖广右布政使、广西左布政使。正德四年（1509），升右副都御史，巡抚湖广。次年，卒于任上，享年58岁。

王纶与其兄士经一样，都是因为其父亲之病，求医无效，便学习医术，进而精医术。王纶从政期间，白天处理公务，晚上帮人看病，"所在治疾，无不立效"[1]。著有《明医杂著》6卷、《本草集要》8卷、《医论问答》、《节斋公胎产医案》、《节斋小儿医书》等医著，流传于世。

王纶所著《本草集要》，是他历经四年、三易其稿的精心之作。它的最大贡献是发展了前辈陶弘景的通用药分类法，是一部很有影响力的著作。该书共8卷，分作三部。上部为总论，将《证类

---

[1] 《明史》卷二九九《吴杰传》附录王纶传，中华书局1974年版。

本草》序例内容与金元医家药性理论糅为一体进行综述，间附个人见解。中部"取《本草》及东垣、丹溪诸书，参互考订，削其繁芜，节其要略"，分类上用传统的"草、木、菜、果、谷、石、兽、禽、虫鱼、人"的方法。王纶把草、木、金、石诸"无知"之物排在前，把兽、禽、虫鱼"有知"之类列于后，终以"万物之灵"的人，这标志着中医药学向"从微到巨，从贱至贵"的分类

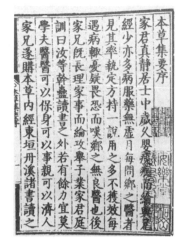

王纶《本草集要》书影

迈进了一大步。下部"取药性所治，分为十二门"，即气、寒、血、热、痰、湿、风、燥、疮、毒、妇科、小儿。门下又分细目，如治气门分为补气清气温凉药、行气散气降气药、温气快气辛热药和破气消积气药四类。每药采用提要式按语，简洁明快。由于这种新的分类法简便实用，因此，《本草集要》这部著作一问世就受到临证医生的欢迎。至嘉靖末年，80岁的安徽籍医生陈嘉谟依王纶的《本草集要》前后次序而成《本草蒙筌》，使之更为普及。

王纶在《明医杂著》中又提出了"杂病用丹溪"的学术主张。所谓"杂病用丹溪"，就是说治疗内伤杂病，要向朱丹溪学习。王纶在《明医杂著》中，归纳丹溪治杂病"不出乎气血痰，故用药之要有三：气用四君子汤、血用四物汤、痰用二陈汤。久病属郁，立治郁之方，曰越鞠丸。盖气、血、痰三病，多有兼郁者"。这一学术

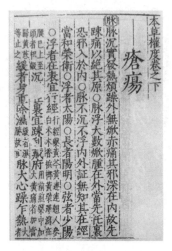

黄济之《本草权度》书影

思想也正是丹溪学说的精髓,至今中医界仍以"四伤说"为丹溪学术的中心观点。

同时期,尊崇朱丹溪的甬上名医余姚人黄济之,以孝出名。弘治中,奉诏旌。他著有《本草权度》3卷,为中医经典名著之一。所谓《脉因证治》《丹溪手镜》,即《本草权度》的伪托。

著名针灸家高武,鄞县人,字梅孤,也是明时甬上的一位名医。他好读书,天文、律吕、兵法、骑射,无不娴习。嘉靖时,中武举人,官至总兵。因志愿未遂而弃官归里。其晚年,专研医术,治无不效,因而名声人振。他主张废弃流行的"按时用穴"法,提倡"定时用穴"法。他在研究针灸术中觉得按时用穴法疗效不高,且易误人。而定时用穴法则强调先知病,后定经穴,再根据该经穴开穴时辰下针灸,这样治病有针对性,疗效极好。

高武在针灸学上的另一个重大贡献在于他扩大了针灸实验种类,使下针更为精准,以提高疗效。明代太医院一直采用铜人考试针灸医生,因此政府和民间医家均重视铸造铜人。高武认为仅采用男子铜像,易误人,因而他铸男、女及童子铜像各一座,以方便取穴。在三种铜人的穴位上做实验,再到人身上扎针,命中率就相当高。

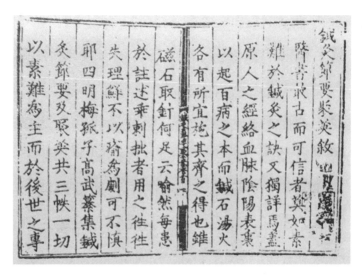

高武《针灸节要》书影

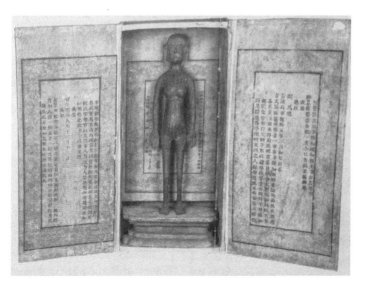

仿宋针灸铜人

针对当时多数针灸医生只重实践,不注重学习针灸理论的问题,高武做了大量工作。他对《内经》《难经》等针灸理论内容的章节,重新加以编次、整理、删繁、解释,著成《针灸节要》,又辑集《铜人》《明堂》《子午》等各家学说与医理歌赋等,再加入自己的学术见解,著就《针灸聚英发挥》(也称《针灸聚英》),于嘉靖八年(1529)刊刻。这部著作汇集了16世纪初以前10余种针灸文献的理论与治疗经验,是一部具有较高学术价值的针灸学专著,对针灸学的发展起着承前启后的作用,为后世针灸医学工作者所推崇。除此之外,高武另有《针灸素难要旨》、《痘疹正宗》4卷、《射学指南》、《律吕辨》、《发挥直指》等著作闻世。

高武后人有高士,亦称高志斋,亦精医术,著有《灵枢摘注》《痘疹论》《志斋医论》等。

明时,甬上还有一个名医张时彻。张时彻(1500—1577),字维静,号东沙,又号几一,鄞县人氏。明嘉靖二年(1523)进士,官至兵部尚书。他业余爱好医学,兼研方剂,尤其喜好搜集民间验方。自云:"每见愈病之方,辄录而藏之。"嘉靖二十九年(1550)刊刻《摄生众妙方》11卷、《急救良方》2卷。《摄生众妙方》"编分四十七门,标目繁碎……盖随时抄集而成,未为赅备。"[1]该书分编47门,对六湟为病,七情所伤内、妇、儿、外、五官、骨伤等临床各科之病,多有妙方调治。尤其重视急症,而单列危病门;又很重视虚症及养生,而列补养门。书中所列之方,乃医家实践经

[1] 《四库全书总目》卷一〇五《摄生众妙方》,中华书局1965年版。

70

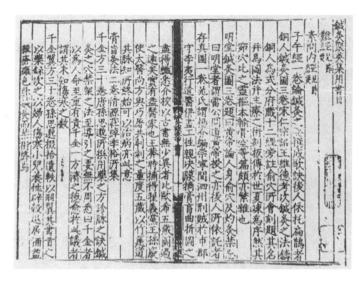

高武《针灸聚英》书影（明嘉靖十六年刻本书影，采自《续修四库全书》）

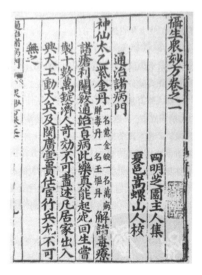

张时彻《摄生众妙方》书影

验的结晶，实为方剂学之精品。《急救良方》"分三十九门，专为荒村僻壤之中不谙医术者而设。故药取易求，方皆简易，不甚推究脉证也"[1]。张时彻并非职业医生，但他的这两部医著，却在医学的普及上起到了极大作用。

明时，宁波有四大妇科之说。宋氏妇科历史悠久，据有关资料记述，宋氏妇科始自唐代开元时广平公宋璟，直至今世约有43世以上，历时1200年。宋氏先祖广平公世居郓州（今河南），"精于医，门吏有疾，见之堂下，察色而知之，审治之，若中鹄也"，其夫人余氏亦精医道，"虽闾阎小民之妇，靡不被其泽，而其所传遂专于妇女一科"。此即为宋氏妇科之始祖。宋建炎中，宋氏后人宋钦由进士任"七子城使"，南渡后居四明。嗣后子孙有科名列于朝，亦有医术名于时，"若学正，若院判，若院使，世世相承，代不乏人"[2]。宋氏妇科，其支脉分布甚广，尤以甬上声望最高。廿七世孙宋林皋（1553—?），一生行医，精于女科。明末清初宋北川（博川）行医尤名重一时，其七世后裔嗣服，行医于宁波小尚书桥（今尚书街）旁，其孙宋威（字汉臣）遂定居于此。宋凤远（字紫清）一支分居于谦和弄，扶持族弟凤琨，传以家业，因而有新老宋家之分。

嘉靖间，宋北川曾为太医院御医。他在继承宋氏妇科中成就最高，擅治经、带、胎、产之疾，名享医坛。北川结合临床经验，著

---

[1]《四库全书总目》卷一〇五《急救良方》。
[2]［明］宋林皋《四明宋氏女科秘书·序》，牛兵占主编《中医妇科名著集成》本，第301页，华夏出版社1997年版。

有《宋代妇科产后篇》。万历年间（1573—1620），后裔宋林皋体会女科经籍，自《产宝全书》之后，又集历代女科之书，汰芜陈言，独存精义，参合己见，经筛选，取灵验、切要之方计226方，著成《四明宋氏女科秘书》。该著作分为两大部分：第一部分是医论，为"病机赋""精血篇""妇人月经何名天癸先期后期变生诸病论""论形质变胎之始"，主要论述妇科诸病的病因病机、精血在男女生育中的重要作用和妇科病的主要征候，月经的由来及先期后期的病因病机和胎孕机理。这些医理为宋林皋精选前辈诸家医论，又众采博长，参以己见，可以说是宋氏妇科几代人的临床经验之总结。第二部分着重记述妇产科临床证治。主要论述经带病、虚劳病、孕产病、产后诸症的发病机理和选方施治。每症辨证求因、选方用药，每方虽无汤散之名，但其药味组成、分量及炮制方法、煎服法等，都序列分明，依症加减，按列禁忌。"其中偶有未谙炮制，未计分量者，此在临症时，贵乎权变得法，以备妙用。"[1]

《四明宋氏女科秘书》对妇科诸症，以及如何选方用药均有详细记述，如论产后腹痛，提出根据腹部按之疼痛与否来区分瘀血与虚痛，然后区别用药。"将手按之愈疼者，瘀血也，宜破其血。如按实不痛者，虚痛也，宜进补药。"还告诫后人：破血"宜丹皮、灵脂、桃仁、红花、延胡索，不可用苏木，恐发晕也"。该书又告诉医者，治疗实证腹痛应以活血为主，不可行参芪补剂及过用寒凉之药。可见中医对诸多中药药理的了解甚深。

---

[1] ［明］宋林皋《四明宋氏女科秘书·凡例》，牛兵占主编《中医妇科名著集成》本，第302页，华夏出版社1997年版。

宋氏妇科，自唐、宋、元、明、清，迄今传人不绝，堪称渊源悠久，代不乏人。新中国成立后，宁波宋氏妇科设诊至县学街湖东联合诊所，就医者不绝，可见宋氏妇科受病患者欢迎之一斑。

明万历、天启年间（1573—1627），鄞县名医赵献可，自幼刻苦学习轩岐之术，学得深厚的中医医理，精通易理与医学。医术精湛，医德高尚。人称逸士、游仙，曾游学陕西、山西。推崇张仲景、李东垣、薛己。赵献可的医学著作甚多，最著名的尚存世的有《医贯》。赵氏另有著作《内经钞》《素问钞》《经络考》《正脉论》《二朱一例》等，可惜均已流失。

《医贯》是中医医理中探索命门学说的必读书，也是临床诊治的重要参考书。该书曾得到明清时期"养火派"的推崇而广为传刻，因而流传至今的《医贯》版本众多。《医贯》强调"命门之火"，提倡温补疗法，创立了肾间命门学说。赵献可认为命门为一身所主，位于两肾之间，命门之左属真水，命门之右属相火，俱无形，日夜潜形不息。相火禀命于命门，真水又随相火。治病需水火互济，"火以水为主，水以火为源"，"取之阴者，火中求水，其精不竭；取之阳者，水中寻火，其明不熄"。《医贯》提出命门"是立命之本，谓之元神"。结合李时珍之说的"脑为元神之府，而鼻为命门之窍"，就让人知道脑、元神、命门三位一体。元神是命门与脑所存在的决定人体产生及变化的原始物质，是生长壮老的主宰，是生命的本源，是"元始之神"。

赵献可又在《医贯》中进一步论述了咳嗽与肺、脾、肾等脏器之间的关系，强调了肾的重要性。对丁火炼肺金之咳，为斥寒凉之弊,力主用六味丸壮水制阳,认为"滋其阴即所以降火,补北方正所以泻南方",对后世医家多有启发。赵献可认为,"凡病起于郁",对郁症的见解与治疗均有独到之处。

明代宁波医学的辉煌,与医学注重家族传承的传统分不开,仅以鄞县为例,臧氏自宋代以来就是医学世家,明初有臧居简、臧初翁传承家业。薛氏在明代洪武间有薛祸,后又有薛士廉、薛士铭等人。何一帖与其后裔何镛、何松、何桓、何望云,形成了世传伤寒科。余姚周巷(今慈溪)的劳氏,自嘉靖以来擅接骨术,子孙相承,形成了劳氏伤科。家族传承的授医模式和传承方法,保证了医学专业技术水平的发展,容易形成专科特色,也成了行医行业的特殊性,构成了明代宁波中医稳固发达的社会基础。但这种传承方式,也会导致后世子孙严守秘方,不利于医学的发展和创新。就是到了现在,这种现象仍屡见不鲜。如陆氏伤科、宋氏妇科、董氏儿科等名医家族,传承历史悠久,历代名医辈出,但在传承方式上,不少是有碍中医理论和药学的发展的。

明代,药物学、方剂学的兴起,促进了甬上中医药业的发展。众多名医不仅重视医术的积累和研究,还留下了不少医学著作。这类著作具有很好的普及和实用意义,而且对广大医师提高医术和理论水平起到了推动作用。明末,重视药物学与方剂学的研究,几乎成了中医药界的共识。

比赵献可稍后的高斗魁(1623—1670),其所著的《医家心法》《四明医案》也是明时十分有影响的医学和方剂著作。他是甬上世家子弟,为名医高武、高志斋后裔。高斗魁业余兼自研医书，又从赵献可学，得其要旨。清初，高斗魁提囊行医，除医术有师承之外，尤其"工揣测人情于容动色理之间，巧发奇中"，就是当今所说的善于察言观色，了解病人的病情。据说，他在杭州行医时，看到一批人抬着一棺材经过，一路上有不少血自棺木中流出。见状，高斗魁马上告诉他们："人没有死。"后打开棺木，给里面的人吃了一些药，果然活了。于是江湖盛传高斗魁有起死回生之术，求医者络绎不绝。

伤科名医王瑞伯，幼时曾随武当派大拳师单思南学艺，武术精湛。后又到武夷山，随少林寺方丈碧眼禅师习武，得其真传，内、外武功造诣精深。中年回到宁波，开始授徒，兼治跌打损伤。据说，有一天他遇上有人被打伤，被打之人面色惨白，不能动弹，口不能张，汗出如珠。王瑞伯见状，急予针之，并猛击其背一拳，患者当即能张口说话，四肢也能自然活动。从此，其医名四扬。有人说，甬人伤科名医大多有习武练功之经历，王瑞伯仅为其一。王瑞伯十分注意积累甬上伤科名医治疗伤损的经验，著有《秘授伤科集验良方》1卷，辑有《接骨秘方》1卷、《跌打奇方》等。他还带了不少徒弟，最著名的有骨伤科名医陆士逵。陆氏因幼时嬉戏跌伤，就治于王瑞伯而立志习医，从此，不断搜集奇术妙方，久而久之，其医名乃过于师。陆氏子孙多传其业，其中六世孙陆银华，精文兼武，擅治内、外损伤，医名盛极于浙东。直至如今，陆氏后人仍有不少成为伤科名医。

鄞县人陆云响（1913—1985）即陆氏伤科第七代传人。1937年，随其丈夫去上海石门一路另设诊所，每能手到病治，1959年入静安区中心医院。子女陆念祖、陆安琪皆传承陆氏祖业。陆念祖传承祖上伤科，亦擅针灸，人称"神针陆"。

　　总而言之，甬上官办职业医生与民间郎中并存的明代，涌现了一批著名的中医和药理学家，他们的医术和药理研究成果，为清和民国初及当代中医学和药理学的发展奠定了基础。

清·中药业的鼎盛

　　自康熙执政后，随着全国政局的稳定，社会生产迅速发展，宁波商业逐步兴起。到了乾隆年间（1736—1795），宁波商业已十分繁荣。嘉庆、道光以后，国外的"洋货"不断输入，宁波市坊发生了根本变化，城乡人民的生活和商品市场的关系更加密切，商业出现了持续繁荣的景象。尤其是传承了近千年的中医药业，自元明时就出现了众多中药商人，宁波市主要商业区中，做中药买卖的药商人数越来越多。清时，在当时的砌街，经营中药业的店铺已有四五家。车轿街至碶闸街当时尚未成街，但在石板巷、沙井巷、泥桥街上已开张几间大药行和零售的药店，经营各地道地药材批发生意。至1929年，灵桥至开明街的道路贯通，称为药行街时，这段路面上旧有的和新开的中药店和药行多达59家，温州、绍兴、杭州、上海甚至于北京、天津都有人来采购药材，药行街成为真正的中药材集散地。

　　其一，城市中心区东直街上著名中药店香山堂和寿全斋崛起。灵桥商业区的同仁堂和冯存仁堂开张，天生参行、大生参行、恒利参行等参行亮相。东渡路上,四开间店面的著名中药店赵翰香居诞生。这些店铺成了宁波城厢闹市区中中药业的萌芽。

其二,鸣鹤药商群体的形成与发展,对宁波成为清时中药材的重要集散地起到重要作用,甚至促进了宁波市区中药业的繁荣,其影响还扩大至绍兴、杭州、温州、上海、天津、北京及至广州、香港等地。

早在唐五代时期,鸣鹤古镇就以靠近越窑中心上林湖的港口优势,成为中国最大的青瓷贸易中心和"海上陶瓷之路"的始发港。宋元时期,鸣鹤古镇改称鸣鹤场,成为周边地区最大的盐场。明清以来,这里更成为中国国药业的发源地,鸣鹤古镇走出了一家家名震全国的国药号,人们说"中国国药出浙江,浙江在慈溪,慈溪首推鸣鹤场"。

鸣鹤药商创立了著名的南北两大同仁堂。

明朝嘉靖年间(1522—1566),鸣鹤乡乐家畈一位游方郎中乐良才来到北京,从此拉开了慈溪国药业向外发展的序幕。北京同仁堂为乐良才的四世孙乐显扬所创建。

乐显扬为清初太医院吏目,于康熙八年(1669)在北京大栅栏创建同仁堂。同仁堂是国内最负盛名的老药号,人称"中国第一药铺"。从开业之初,同仁堂就刻意精求丸散膏丹及各类型配方,建立起严格的选方、用药、配比及工艺规范,代代相传,这为同仁堂赢得了良好的商誉。其产品以"配方独特、选料上乘、工艺精湛、疗效显著"而享誉海内外。自雍正元年(1723)正式专供清皇宫御药房用药起,同仁堂独办官药,历经八代皇帝,长达188

年。历代同仁堂人恪守"炮制虽繁，必不敢省人工，品味虽贵，必不敢减物力"的传统古训，树立"修合无人见，存心有天知"的自律意识，确保了同仁堂金字招牌的长盛不衰，同时也确定了其在中国国药业中第一品牌的地位。

南同仁堂又称叶同仁堂，是东南最大的国药老字号，为鸣鹤人叶心培于清康熙九年（1670）在商贾之都温州创建。叶同仁堂售药兼医，生意兴旺，温州最有名的大新街，有半条街是叶同仁药栈。叶家房产有100余处，资产达69万银圆之巨。除浙江外，叶同仁堂药品主要行销福建、广东、江西、安徽、上海。据《中国药业史》记载，叶同仁堂是中国最早的30家老药铺之一，是国内极有影响力的国药品牌。叶氏同仁堂纪功碑为温州八大著名石碑之一。叶同仁堂的景臣全鹿丸和"同仁"胶，是叶同仁堂最具特色的产品，据《中华人民共和国药典》记载，当时的永嘉（温州）是中国驴皮胶最大的产区之一，东瓯叶同仁国药号是南方中药界第一大户，资金厚，存货足，深购远销，能撑得起三年驴皮胶的周转量，驴皮胶及诸胶产量最大，其煎制的驴皮胶"黑亮如漆，透如琥珀"，为保证功效和质地，须陈放三年后出售，被药业界誉为"同仁"胶。闽浙苏沪等地中医处方开驴皮胶只写"同仁"几钱，可见当时叶同仁堂制售的驴皮胶的声名。

鸣鹤国药业和国药人才在全国影响深远。鸣鹤的国药业，鼎盛于清康熙年间（1662—1722），当时除创建南同仁堂的叶心培外，鸣鹤叶氏中还有一位"国药巨头"叶天霖。叶天霖出身书香世家，曾在余姚一家国药店做店员，后被派往四川收购红花，因当时通信靠写信，余姚到四川信件来回要好长时间，他在四川将信上的收购红花错看成收购黄豆，于是收购了大量黄豆，余姚药店看到信后立即叫他停止收购，并将黄豆抛售后回来，只要保本，如有盈余收入归叶天霖。当时四川黄豆因叶天霖的大量收购而涨价，由此，叶天霖赚了很多钱。以后叶天霖又到杭州、苏州，福建、广东等地做药材生意，后来发迹，拥有白银700万两，成为国内尤其是江浙一带著名的大药商。后叶天霖为六个儿子建造了六幢气派非凡的大屋，形成了今鸣鹤古镇内庞大的古建筑群。杭州最早、规模最大的国药号叶种德堂即为叶天霖后裔所创。

叶种德堂由叶谱山创建于清嘉庆十三年（1808），比胡庆余堂早66年。叶谱山素精医理，为朝廷御医，离职后在杭开设叶种德堂国药号。药铺取苏东坡《种德亭》诗"名随市人隐，德与佳木长"意，以期宣扬乐行善事，不期名利风气。店后设工场，按古方、宫廷秘方及祖传验方，精制多种丸散膏丹及药酒，药效甚佳，求医抓药者甚多。道光以后，叶种德堂已成杭州国药业中翘楚，闻名江、浙、沪、赣、皖、闽、湘、粤等地，是当时杭城最大的一家国药号。

叶种德堂前店后场，面临望仙桥直街，后通吉祥巷，右靠百岁坊巷，占地七亩多，其规模可谓当时杭城商店之首。当时钱江渡船码头设在望江门外江边，凡对江来杭人士，均由此登陆进城，叶谱山在此开店，颇得地利之便。

叶种德堂开业以来，由于设备齐全，并拣选各省道地药材，广采历代宫廷和家传验方，精心配制成药，故营业额居江南药铺之首。

在鸣鹤乐氏、叶氏的影响和辐射下，鸣鹤国药业在全国各地纷纷开张，形成了众多的著名药铺，如天津最大的国药号达仁堂、河北最大的国药号石家庄乐仁堂、山东最有影响的国药号济南宏济堂、天津著名的国药号宏仁堂、北京著名的国药号永仁堂等。

江南一带的主要国药行也多为鸣鹤药商开办，如湖州慕韩斋、绍兴震元堂、台州方万盛以及上海宓天一、塘栖翁长春、南浔延年堂、绍兴光裕堂、台州岑震元、萧山姚大成、嵊县逢春堂、温岭方同仁、临海遂生源等。

其中湖州慕韩斋为浙北地区最大国药行。慕韩斋位于湖州，原为叶氏产业，创建于清代中期，相传因敬慕汉代韩康卖药"讲究质量、口不二价"的精神，取名"慕韩斋"。清光绪四年（1878）鸣鹤韩梅轩用12万银圆接手，以采办道地药材，讲究质量，殷勤服务，信誉至上成为著名药行。慕韩斋以精于饮片和专制丸散而驰名。后还在上海南市开设裕和源药材行，规模倍增。慕韩斋是太湖南岸、苏浙皖边区最大的一家国药店。

绍兴震元堂是浙东地区最著名的国药行。震元堂为清乾隆十七年（1752）鸣鹤杜景湘在绍兴所创，是绍兴规模最大的国药店。"震元"二字出自《周易》。相传杜景湘从摆药摊起家，因经营有方，信誉卓然，被誉为"店运昌隆三百载，誉满江南数一家"。震元堂在经营上的首要特色是货真价实，真不二价，在绍兴有句口头禅："震元堂的药勿吃过，死了口眼也勿闭。"震元堂的拳头产品是震元大补药、大补酒，远近闻名，在民国时期影响甚至辐射至东南亚地区。为雄厚资金，震元堂实行股份制，宁波的元利药行在民国时曾占有其 40% 的股份。

台州方万盛是台州地区最大国药行。鸣鹤方庆禄为台州国药业之先驱，他于嘉庆十一年（1806）创"方万盛"药号，历经六代，先后开设大小药栈（店）14 家，分布于临海城关、章安、海门、葭芷、杜桥、涌泉、溪口以及温岭城关和黄岩路桥等地，店员众多，资金雄厚，药材道地，声誉颇高。经营饮片 655 种，自制丸、散、膏、丹、胶、药酒等达 396 种，远销苏、沪等地，成为台州国药业之中心，也是江南较有名气的国药行之一。

以上著名药铺大多入选《中华百年老药铺》一书。由于宁波是国药业的主要集聚地，慕韩斋、震元堂、方万盛、宓天一、延年堂等均为国内著名品牌，而绍兴光裕堂又因被鲁迅写入其自传作品，更备受瞩目。

据《慈溪县志》记载，鸣鹤居民十之八九外出经商，江浙一带各行均有鸣鹤人涉足，尤以国药业著名。在 20 世纪 30 年代初，鸣鹤场约有 1000 户居民，却有 80% 外出经商。

由于家族传承和经营有方，鸣鹤场国药业杰出人物不断涌现。在杭州，号称"六大国药铺"的经理都是鸣鹤人。他们是胡庆余堂经理俞绣章、叶种德堂经理叶本生、方回春堂经理刘沛元、万承志堂经理支文良、张同泰堂经理俞熙堂、泰山堂经理董福生。而在上海许多大药店，鸣鹤场人也成为主要负责人，如周乾生为蔡同德堂经理，袁荣生为苏存德堂经理，俞兰芳为王大吉堂经理，施琴堂为郁良心堂经理，姚鹤轩为董天颐堂经理等。

鸣鹤作为中国国药业的发祥地，被业内誉为"国药首镇"。

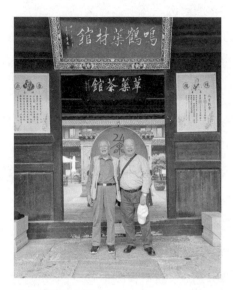

鸣鹤药材馆外景

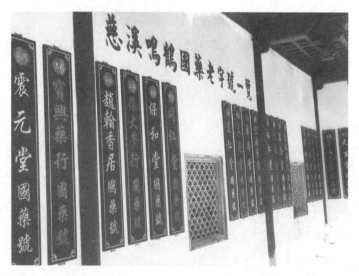

鸣鹤药材馆内景

鸣鹤国药业起源于明代嘉靖年间（1522—1566）。嘉靖末年，随着国家开放海禁，明政府从闭关锁国中走了出来，于是原来被压抑的商品贸易一下子迸发出活力，直接推动国内经济发展。近代的大商帮晋商、徽商、宁波帮等都是在这一时期萌芽的。

鸣鹤国药业的扩张，是宁波中药业的发展源头之一，也使国药业成为"宁波帮"发家的核心产业之一。现在研究"宁波帮"的主流专家都认为国药业和成衣业是"宁波帮"的发轫产业，因此，鸣鹤古镇也是宁波商帮的主要发源之地。

鸣鹤药材馆现位于湖滨广场内，馆内四周挂有150多家国药老字号品牌，其创始人大多是慈溪鸣鹤人。

新开老字号国药店韩裕和源药材行的创始人是鸣鹤宓家埭人韩梅轩。清光绪四年（1878）鸣鹤韩梅轩用12万银圆接手湖州慕韩斋国药店，成为江南最大药铺。后在上海南市开设裕和源药材行，为上海药材七大行。今慕韩斋老字号仍留湖州，裕和源药材行则回归故里。因韩梅轩办国药功高德劭，故新店店名"裕和源药材行"前加"韩"，为"韩裕和源药材行"。

崇敬堂国医馆，原名为崇敬堂。它是鸣鹤国药的源头。崇敬堂始祖是创办温州叶同仁堂药店的叶心培。他主要经营点在温州。温州有条街叫大新街，一半是他的药店、栈房，药材行销浙江省内丽水及金华等地和福建北部福鼎。鸣鹤叶氏公堂崇敬堂作为祖宅，则掌控当时的温州叶同仁国药号的经营和人事大权，当时这里也是国药儒商的一个交流会所。

鸣鹤药商创办的中国著名国药老字号（部分）一览表

国药老字号	开设地点	创始人	创始年份
北京同仁堂	北京	乐尊育	清康熙八年（1669）
叶同仁堂	温州	叶心培	清康熙九年（1670）
翁长春	塘栖	翁恒芬	清康熙三十八年（1699）
宝和药行	宁波	张宝和	清雍正年间（1723—1735）
震元堂	绍兴	杜景湘	清乾隆十七年（1752）
宁波同仁堂	宁波	乐氏家族	清乾隆年间（1736—1795）
方万盛	台州	方庆禄	清嘉庆十一年（1806）
叶种德堂	杭州	叶谱山	清嘉庆十三年（1808）
方一仁	临海	方庆禄	清道光九年（1829）
慕韩斋	湖州	韩梅轩	清光绪四年（1878）
姚大成	萧山	姚大椿	清咸丰年间（1851—1861）
宏济堂	济南	乐镜宇	清光绪三十二年（1906）
达仁堂	天津	乐达仁	民国元年（1912）
乐仁堂	太原	乐佑申	民国十二年（1923）

民国初年·中医药业的黄金时期

　　辛亥革命成功至抗日战争爆发之前,是药行街中药业兴旺发展的黄金时期。药行街上,那些经营中药的业主,包括伙计们,通过对中草药药理的深入研究,纷纷研制各自的独有疗效的中成药,使中药业有了飞速的发展。中药店、药行的数量从清时三十几家,一下子发展到五十余家。车轿街至碶闸街这短短的一段街面,除几家木器家具店外,一大半都是经营中药的店家。光是店面小的,被人称为"弄堂药行"的就有近十家。其实,这些药店十分气派。甬上"四大药行"除了元利药行在药行街,其他三家分别开在沙井巷、石板巷、狮子街和君子街交叉口。而与药行街同一布局的,地段冷僻又只有短短一段路的君子街,也开有三家药行。各家都拿出看家本领,开创独家经营的中成药,生意做得风生水起。

　　小巷里的大药行恒茂自创的膏滋药(十全大补膏),以质优效好的名声,很快就占领了入冬以来宁波的膏方市场。紧靠药行街,位于东渡路上的赵翰香居,承继了先辈们研究药学的经验,自创了不少优质的中成药。自清光绪七年(1881)赵家薰创办中药铺以来，传至赵世箴时，赵翰香居自创十多个品牌的优质中成药，销至温州、杭州、上海等地。所制中成药全记述在《赵翰香居验方类编》（现存市图书馆）和《赵翰香居丸散膏丹》之中。其营制药物，施之病者，无不奇效。尤其是赵世箴母亲亲自监制、独创的"淡竹盐"，治疗咳嗽特别灵光。赵翰香居不仅在宁波本地生意兴隆，还在上海开设了分店。与恒茂药行一直保持密切关系的冯存仁堂，在中药经营中也有一手撒手锏。恒茂药行的前身为恒利参行，参行老板周咏（原为繁体字"詠"）宸的妻子冯瑞云就是慈城冯氏家族之人。冯存仁最早开创中药店，先选址在靠近东直街（现中山东路）旁边的崔衙街。但这条街比较冷僻，开店后生意一直不是很好，平时进出货物也不是十分方便。后来听从了冯瑞云的建议将药店开在靠灵桥门的药行街一带。由于此时药行街店面房几无所剩，只好选择了赵翰香居旁边的一栋三层楼房子，一楼设店堂，二楼作仓库，三楼住人。虽然只是单间店面，但房子较深，也足够放柜台和药柜了。由于冯存仁先祖就是采购药材出身，几代人传承下来，冯存仁对中药材的药理认识颇丰，建店近200年来，店里自创了不少中成药。冯存仁堂另设工场，自制丸散膏丹，精工炮制中药饮片，所制成药力求使用道地药材，此获得了同行的赞誉。由于店铺和工场地方较小，大多原材料来自恒茂药行，这也证实了中药店与药行的关系。

宁波最热闹的中山东路上有两家很有影响的中药店，一是创建于1760年，由慈溪人王立鳌和宁波人孙将赣共同创建的寿全斋。据有关资料记述，这也是宁波市最早的药铺之一。寿全斋以经营货真价实为宗旨，虽然创业时店面不大，只占得东直街靠南一边的热闹街面，但也会自制各种膏丹丸散及精制饮片、参茸药酒补酒、高档参茸补品。它和灵桥门旁边的宝和药行关系密切，所制膏丹丸散等所耗道地药材大多从宝和进货。宝和药行衰落后，寿全斋所进药材绝大部分都来自药行街上的元利、恒茂和懋昌药行。而位于中山东路上寿全斋对面，创建于清道光十一年（1831）的香山堂，是宁波经营规模最大的中药店。其门面不大，被两家店铺挤在中间，行人走过只见一道较宽大的石库门，门楣上有三个隽秀镏金大字"香山堂"。进得门来，是十分宽敞的店堂。屋顶上有一长四丈有余，宽一丈多的玻璃天棚。晴天阳光透过天棚照射下来，整个店堂足够亮堂。店堂布局与一般中药店类同，两边都是高高的"L"形柜台，柜台里靠壁的是一整排高高的药柜。药柜上是成排的印有蓝色双喜字的装药的瓷瓶。店堂中间宽阔，以便顾客买药。店堂北面是一幅整五尺大中堂的鹿鹤图，画两边是一副对联。画前是一张红木八仙桌，桌子两边分别有一把红木大座。大座旁挂有蓝布纳成的布帘。东边的布帘后是一间客房，西边的布帘后是账房。走出面北的后门，是一个十分开阔的晒场，晒场两边各有 6 间库房。晒场上东西各有一个粗铁丝编织的笼子，分别养有一对梅花鹿和一对丹顶鹤。这也是宁波所有药行、药店中独有的。笔者随着父亲多次到过香山堂，至今记忆犹新。香山堂也有名享一时的自制膏丹丸散，需要大量的道地药材。香山堂与恒茂、懋昌药行生意往来较多。个中原因，主要是懋昌药行的蒋羖卿先生通晓药理，采购药材时有一副火眼金睛，所卖出的药材都是货真价实。而恒茂药行所供的除一般药材外,还有一般药行没有的高档药材。

中草药是中药店中必不可少的药材,药行街上的大乙斋是宁波所有中药店中独具一格的药店。大乙斋老板是鄞江人。鄞江、樟村周围多山,一年四季都有丰富的草药资源,每天都有鄞江人亲自送来草药。老板杨水木先生从小生长在鄞江山区,早早识得各类草药的药理功能,在同行中很有名气。大乙斋创建以来,一直凭着不起眼的草药业务,生意十分兴隆。

不少介绍甬上中药店的文章说,凡自己炮制膏丹丸散的药店,大多是前店后工场,其实不然。多数的中药店,小本经营,只是单一地为顾客凭处方抓药,当然也有卖单味中药的。只有少数中药店、药行,一有丰厚的资本,二有中医药理的传承,更有优秀熟练的药工,才能有条件自家炮制特色中成药。而中山东路上甬上最大的中药铺香山堂,才是唯一的前店后工场的药店。主要原因是该店所占场地宽广,有开辟工场的空间,又因该店附近就有一个救火会,可以防不慎失火。而寿全斋、冯存仁堂、赵翰香居、瑞昌等中药店,都在店外另设有制药工场。就是小小的一爿瑞昌药行,为自制热疮膏药,也在石板巷另设工场。而外设工场规模最大的是赵翰香居。除四开店面三层楼房之外,它还在江东王隘十几亩土地上另辟有晒场、仓库和制药工场。仅"淡竹盐"一种成药的炮制,占地就达二亩之多。而恒茂药行自创产品十全大补膏、枇杷膏,操作稍微简单,却也需在君子街18号原卢氏旧宅火烧后的空地上新建两幢两层楼房以作仓库、工场。这些房子在1949年国民党飞机轰炸灵桥时被毁。药行街上大药行的生意并不是单纯的进货出货那么简单，大药行对所进药材都要做前期加工。大量的中草药进仓以后，大多要进行简单的加工，如党参、黄芪、甘草、当归之类，大多要进行切片加工，然后按质分类定价。各类药材的加工有各自的要求。如茯苓加工，先冲洗干净后，上蒸笼蒸，然后去外皮，进行切片，切成二三厘米见方、半厘米左右厚的方块。此外对含有黄色松根的茯仁加工要特别仔细，切成如上述大小厚薄的方块后，中间有一小圆块的仁，好似一明月照映在白雪地上。这茯仁价格是最贵的，包装也十分考究。再如白术，要按质分类，然后从白术的固有药效出发进行加工，有切片而成的白术片剂，有炒白术，还有灼白术。这三种白术各有疗效，不仅中医要懂，做药材买卖的药商，包括伙计都要懂。所以说，小药行有小药行的生意，大药行有大药行的生意，大药行更要考虑生意的方方面面。有些事不是所有药店药行都能做的，得有深厚的实力才能做。特别是对一些价值高昂、十分珍贵的中药材的加工，更要十分小心。药行进货以后还要雇用一批拣药的药工，按主管要求进行分拣，区分档次，分别存货。大药行有时要临时雇用几十人来分拣，这是做小本生意的小药行所做不来的事情。但话说回来，药行街上的那么多药店药行，大多也会做好自己本职工作，互相协调配合，所以各家生意做得井井有条。

再说民国初期，社会相对稳定，交通运输安全，各店家进货所需资金，能通过江厦街上的众多钱庄得到周转，这一时期就成为药行街生意兴旺的黄金时期。

药行街上的中药店和各家大小药行的生意，少不了宁波周边地区各县药材商人下顾（给予的意思）的生意。仅城里四乡，除中山路上的大小中药店外就有近十家，江北、江东和鄞县的石碶、栎社，各航船埠头所开的药店，规模虽小，但大小也是生意。再加上象山、宁海、定海、慈溪、余姚的药行药店，大多要到宁波城里的大小药行来进货，同时也送来当地所产的中草药，这些大大小小的生意，积少成多，细水长流，源源不断，也对这一时期药行街中药业生意兴隆起到不可或缺的作用。

中药业的发展还少不了甬上中医群体作出的贡献。仅以1934年计，宁波包括宁海、奉化、定海、余姚、象山等县的中医生计有380余人，仅鄞县中医公会名册所录的中医生也有250余人。这么多位中医，天天所开处方需要的中药材也是一笔不小的数目，这也为药行街上的中药材买卖提供了一笔巨大的营业额。

民国初期，宁波除了营销本地的中药材，还是一个重要的中药材集散地。近至绍兴、台州，远到杭州、上海，甚至于天津、北京等地的药商们，都会前来宁波采购药材，这笔经营更为巨大。据有关资料称，全国各地药材商帮云集宁波，宁波市内形成中国闻名的药材市场，尤其是药行街上的药店药行林立，资金总额在500万两以上。另外药业中全国闻名的"南庆余""北同仁"，也到宁波采购，最高交易额达到银圆950万元之多。而甬上四大药行资金雄厚，货源充足，又有各档名贵中药材，所以营业额巨大。仅懋昌药行一家，全年利润就高达3万两白银。这个时期的药行街，有南来北往的行人，摩肩接踵，市面红火，是全国唯一一条以"药行"命名的经营中药材的专业街。

药行街的形成、
发展与没落

中医如鱼，中药似水

　　中国的中医药文化博大精深，是中华民族传统文化中珍贵的遗产之一，是世界医学史上独树一帜的医药学体系。历史上中药与中医关系密切，在这里有一个问题：世界上究竟是先有中医，还是先有中药？其实这个问题不难回答，应先有药而后有医。中医如鱼，中药似水，这个比方颇有道理。在中药和中医的兴起和发展过程中，两者就是这样互为依靠走到了现在。

　　人们对河姆渡文化的考古研究足以回答这个问题。甬上7000年前的先人们，赖以生存的食物主要来源于渔猎动物和植物。最初不知道哪些可食，哪些不可食。吃了有毒的食物后，难免会有呕吐、腹泻、发汗、剧痛、出血等情况，甚至于中毒、死亡。经过长久的痛苦的经历和教训，先人们慢慢地懂得自然界那么多的东西哪些对人是有害的，哪些可为生存所用，然后从被动接受转为有意识地开发利用，从而解除人类所遇到的病痛。这一从无知到有知，从无意识到有意识的过程，大概就是先人们对药和医的认识过程。所以说，先人对药物的认识是凭着生存的本能选择开始的。古人历来有"药食同源"的说法。从河姆渡古人类遗址的发掘、考古和研究可见,宁波的先人们营造干栏式房屋,是为了隔热防潮,满足基本的生活需求。距今约 5600 年的木结构水井,说明宁波先民们已经认识到饮用水的质量的重要性,开始重视饮用水源的清洁卫生、饮食的卫生健康。

先民们还发现了植物的医药作用。河姆渡遗址的三、四层出土的植物众多,据不完全统计有 64 科 85 属,其中孢子植物 16 科 22 属,种子植物 48 科 63 属,丰富的动植物资源为先民们提供了得天独厚的生活条件。据研究认为,先民们的主要食物来自鱼类、野生植物果实和栽培的稻谷。野生动物和植物果实在满足先民的温饱之外,其药用价值也逐渐被确认。把植物用作药物,在河姆渡史前文化中已发现不少实例,这与中医药的起源最早有"神农尝百草"和"伏羲制九针"的传说不谋而合。

河姆渡文化中,最为突出的是大量樟科树叶的出土,樟科树叶不具有食用价值,但不少樟科植物有药用价值,可内服、外用,去湿理气。又如河姆渡遗址出土的槐树籽有不少保存在小陶罐中。槐树的花、果都具有收敛、止血等药用价值,因此成为先人们自备自疗的药物。

此外,5000 多年前,在宁波三七市附近的田螺山遗址考古挖掘中发现人工种植的茶树根,在其旁边还发现类似于现在茶具的小陶壶,说明先人们已经开始种植茶树,并且用陶壶泡茶叶。茶也是最早发现的具有药疗价值的本草之一。由此可见,中药先于中医,但两者密不可分。

宁波中医的出现，据史载于"东汉末年，琅琊人黄瓘（字伯玉）寓居鄞地之林村（今海曙区），施药济人。有女黄姑，养父不嫁，传父之术"。后有三国时余姚人"虞翻（164—233）知医术，吕蒙图取关羽，称疾还建康，因虞翻兼知医术，聘其随军行医。是为有史记载的宁波首位中医"[1]。

东吴时，有句章县令张举，在我国法医学史上第一次通过动物实验侦破了一个妻子杀夫的案子。据传，时有一位妻子杀了丈夫后，即烧其家舍，还谎称丈夫是被火烧而死。丈夫家人怀疑其妻子杀之，于是投诉至官府。此时张举审问该妻，该妻不服。结果，张举叫人杀了一头猪，然后焚烧之，再看烧后之猪口中无灰，而活猪被烧后死，口中有灰。用此方法，验尸之口，果然无灰。于是断了此案，果然是妻子杀了丈夫。

自唐至今，宁波名医辈出，著述如林，对中药的药理研究也不断深入。唐时鄞县人陈藏器撰的《本草拾遗》，是继《新修本草》后，唐代贡献最大的民间药物学专著；宋元明清时，医学和药物研究名家喷薄而出，有日华子、臧中立、滑寿、吕复、王纶、高武、赵献可、高鼓峰、柯琴等闻世；近现代则有范文虎、吴涵秋、王宇高、庄云庐、董廷瑶等名医。在这近千年中，中药与中医两者始终密不可分，更有中医兼药商的特殊情况。

中药与中医的相互关系，在专营中药材生意的药行街尤为明显。在药行街周围环绕而设的各类中医诊所有60多家，在药

---

[1] 龚烈沸编著：《宁波中医药文化志》，中国中医药出版社2012年版，第2页。

行街上的有 5 家。与药行街近在咫尺的应家弄有名医吴涵秋的诊所，碶闸街上有名医范文虎的徒弟黄庆澜的诊所，在大来街上又有中医诊所 5 家，稍远些的开明街、大沙泥街、大梁街、浩河头等都设有中医诊所，而且不乏名医。不仅如此，药行街上的著名药店老板，有的本身就是中医出身，后转行从事中药经营。还有不少著名药行、中药店聘有名医坐堂诊脉，以便顾客就医买药，这又促进了中药业的经营。

从原始社会先人们发现某些植物具有药用价值，渐渐懂得如何采药治病始，关于采药用药的知识慢慢积累起来，萌发形成了中医。随着社会的不断发展，人们对药理和医理的研究不断深入，促进了中医业的发展，由此形成了中医药文化。随着时代的前进，中医逐渐发展壮大，并自成体系，一部部经典医著应运而生。这些宝贵的医书，是历代医家在医理和药理方面的实践经验与渊博学识的结晶，成为中医理论的基石。

民国时期，药行街上这么多中药店、药行的老板和中药店的伙计们，不少都精通医理，这成了宁波中药业的一个特点。而中医中更有不少的名医，熟谙中药的药理，而且能精准判断中药材的成色，甚至产地，这给他们诊疗病患带来方便，提高了治病效果。由此可见中药与中医的关系之密切。民国时著名中医师庄云庐曾说，中医如鱼，中药似水。鱼能在水中游刃有余，这是一个很妥帖的比喻。

优越的地理位置

　　宁波地处浙东沿海地区，历史上很早就有了优良的港口。余姚江、奉化江汇聚成甬江直通海洋，宋时，三江口奉化江畔的江厦就成了宁波通向世界各国的海上丝路的开端，这为宁波的经济发展和繁荣带来了促进作用。海上、内河运输的便利让宁波成为全国中药材重要的集散地。

　　唐时，四川是中国最重要的产药区之一。陆龟蒙《四明山诗·云南》云"药有巴賨卖"，所谓"巴賨"即四川渠县一带的少数民族。陆诗的意思是说，四明山上的药材小有名气，四川巴賨人千里迢迢来收购。四川人精于药材，川地也多产中药材，川人来甬时，既带来四川产的中药材，也把四明山区所产的中药材带回四川。唐时诗人皮日休在《重玄寺元达年逾八十，好种名药，凡所植者多至自天台、四明、包山、句曲，丛翠纷糅，各可指名，余奇而访之，因题二章》中对此也有所记叙。范成大《吴郡志》卷九记载，唐末僧元达建重玄寺药圃，其部分药苗来自四明山，这引起了寓居吴中的士大夫的高度重视。由此足见唐时，明州与四川已经有了药材贸易。这种贸易，主要通过京杭大运河。这条水道，是自唐以来，沟通宁波至四川、云南、贵州直至西藏等地的水上主要通道。

宋代，由于官方对医学的重视，甬上名医大量涌现，有臧中立、真和等。南宋时大批北方名医举族南下，其中一部分定居民间，他们带来医术良方，与明州当地的医家切磋医理，大大提高了四明的医学水平，形成了一支颇为可观的医家队伍。不仅如此，南宋时还形成了一批儒医，即精于医道的儒生。他们视行医为济世救人的手段，又以医药为济人利物之工具，把治病救人作为关心社会民生之桥梁。如著名儒者楼钥就是一位以"好医"出名的儒医。时为社会名流的史氏家族成员史弥远、史弥忠等也精于医典研究。医者必通晓药理，这也是中医与中药关系密切的一个例证。那时的中医还能上山采药，如陆游诗中所云"清秋采药到汇村"。儒医的兴起，是明州医学发展的一个重要标志。

水路是古代主要的交通路线。元时宁波（庆元）地区河网密布，因而地区经济发展繁荣，浙东大运河的畅通，为内河运输带来了便利，也为本地区商业发展奠定了基础。据《至正四明续志》记载，元代时，药材也是宁波地区重要的物产，当地出产的药材有31种之多，其中包括黄药、艾叶、蜀漆、天名精等。这里的山药和骨碎补由于品质优良而成为贡品。从史料看，当时宁波没有种植药材专门供药材商人采拾售卖的记述，但已经有人在家中种植罂子粟等以作药用。另有薄荷，也多种植在民间庭院之中，据说有避蚊功能，还能提炼薄荷油以供药用。

浙东四明山山岭高峻,气候温润,是重要的产茶区。茶作为中药已有5000多年历史。而余姚、慈溪、宁海等地出产的茶,因品质优良,也成为朝廷的贡品。茶叶品种众多,其中最出名的是以清末、民国初年名中医范文虎命名的"范殿帅茶",从元代开始即为贡品。四明山出产的茶叶既可作为茶饮,又可为药,也是海内外贸易的重要商品之一。

元时,陆上运输基本由各地所设的驿站来统筹安排。庆元路所在的江浙行省,是东南繁荣之地,共设驿站262处。运输途中,如遇有江河,还备有舟船过渡。如城站,位于庆元路治所,至元十三年(1276)设立,在城西南隅月湖,规模比较大,有铺马20拨、正马20匹、备马20匹,兀剌赤(蒙古语"马夫")40名。另外,还备有船12只,递运船4只,稍水96名。其馆驿有南北两馆,南馆有房舍9间,北馆有房舍30间。车厩站在车、船的配备上,稍少于城站。另外,此时属台州路的宁海县也有驿站,在县治东百步的迎恩驿,时属绍兴的余姚州也有姚江驿。由此可见,元时由内河与驿站组成的水陆运输,为产自云南、贵州、广西、四川的中药材带来了运输的便利。而产自宁夏、甘肃、青海、内蒙古的药材,更需要驿站和京杭大运河水陆联运。如中药材中的鲁党参、黄芪、枸杞,产自东北的人参、鹿角、鹿茸、灵芝、茯苓等药材,都需要水陆联运。

历史上宁波港口的开发和繁荣,也是宁波药行街成为浙东中药业贸易中心的一个重要原因。

宁波港是一个河口海港,溯姚江而上到上虞通明坝就可接通浙东运河，越过杭州湾不宽的水面，就可与京杭大运河相接，由此，宁波港成为南北海运和内河大动脉的交汇处。唐代可以说是明州港正式形成的时期，明州港不仅沟通南北海上交通，还开拓了至南洋的航线，有波斯商人来明州国际海运码头——东渡门外江厦码头靠岸登陆。明州赴日商船，每次都多赍货物，大致以绵绮、瓷器为大宗，还有香药、经卷之类，从日本换回砂金、水银等。明州港输往朝鲜的主要是瓷器，另有舍利子等宗教物品。明州港主要出口商品是丝织品和瓷器。唐时，南北三条航线的开通，打通了明州与朝鲜、日本及阿拉伯等地的贸易通道。

两宋时期，随着明州地区经济的进一步发展，造船和航海技术的进步，以及官府对海外贸易的日趋重视，明州（庆元）港对外贸易进入了一个崭新的繁荣时期。这一时期，明州不仅与东亚的高丽、日本的贸易空前繁荣，而且由于南海航线的拓展，明州（庆元）与东南亚、波斯湾沿岸众多国家的交往也大大加强，明州成了两浙路对外贸易的重要港口，一跃成为与广州、泉州齐名的东南三大贸易港之一。自宋真宗咸平年间（998—1003）开始，明州设立市舶机构。明州市舶司地址靠近东渡门江厦港口。据《宝庆四明志》卷三《制府两司仓场库务并局院坊园等》载，于子城东南，左倚罗城，嘉定十三年（1220）市舶司毁于火，通判王柾重建。宝庆三年（1227）又扩大了规模，濒江的来远亭，为检核贾舶货物之处，市舶司的前门则近灵桥门。根据考古发掘证实，明州市舶司大致范围为东至东渡路，西至车轿街，北至咸塘街，南近原宁波市工人俱乐部，占地面积为12000平方米左右。现江厦公园北端为宋时明州港之港口,在建邮电大楼时,曾挖掘出宋时木船一艘。而在奉化江畔这一段至东津浮桥,泊满来自四方的中、外海船,于江边有福建商人所建的天妃宫。

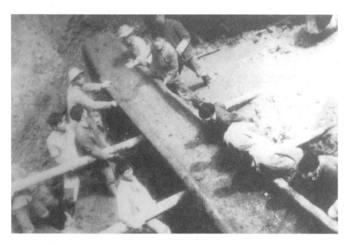

出土的宋代木船

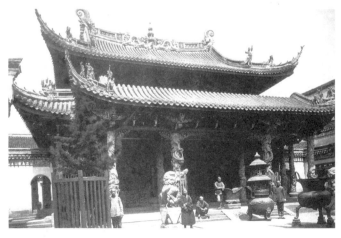

原江厦街上南宋时建的天妃宫

明州港地位的确立，带来了甬上商贸活动的兴旺。宋时，与高丽之间的陆路因为东北有契丹建立的辽而完全被切断了，两国之间只能通过海路进行交往。《宋史》载："往时，高丽人往返皆自登州，七年，遣其臣金良鉴来言，欲远契丹，乞改途由明州诣阙，从之。"高丽来宋的贡品多为价格昂贵的香油、松子、人参、生平布等土特产。而宋朝的回赐，除诏书奖谕、加册、官爵外，主要有礼服、金器、银器、漆器、乐器、礼器、绢、缎、绫、缯、绵、锦、龙凤团茶、御酒和各种高档药材，还有大量书籍。除了这种宫赐贸易，还有民间的商贸活动。宋时与高丽的民间贸易货物十分丰富。据《宝庆四明志》卷六《叙赋下·市舶》载，高丽输入明州的货物有银子、人参、麝香、红花、茯苓、蜡、松子、松花、栗、枣肉、榛子、椎子、杏仁、细辛、山茱萸、白附子、芜荑、甘草、防风、牛膝、白术、远志、姜黄、香油、紫菜、螺头、螺钿、皮角、翎毛、虎皮等，其中

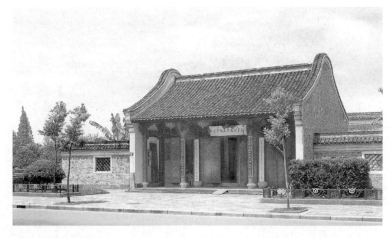

重建后的高丽使馆

以人参、麝香等药材为多。这些人参、麝香等均为珍贵的药材，对丰富当时宁波中药材市场起到了十分重要的作用。

日本与中国隔海相望，宋代明州港成为中日交往的重要口岸。中日除官府上的交往、佛教的交流之外，民间贸易货物十分丰富。据《宝庆四明志》卷六载，当时经明州港从日本输入的物品，其细色有金子、砂金、珠子、水银、鹿茸、茯苓等，粗色有硫黄、合蕈、松板、杉板、罗板等，其中输入的中药材都十分珍贵。

宋时明州与东南亚诸国及阿拉伯国家的海上贸易也十分发达。这些地区输入明州港的货物有银子、鬼谷珠、朱砂、珊瑚、琥珀、玳瑁、象牙、沉香、笺香、丁香、龙涎香、苏合香、黄熟香、檀香、阿香、乌里香、金颜香、上生香、天竺香、安息香、木香、亚湿香、速香、乳香、降真香、麝香、加路香、茴香、脑子、木札脑、白笃耨、黑笃耨、蔷薇水、白豆蔻、芦荟、没药、没石子、槟榔、胡椒、硼砂、阿魏、腽肭脐、藤黄、紫矿、犀牛角、葫芦瓢、红花、蜡 48 种，粗色有生香、修割香、香缠札、粗香、暂香、香头、斩锉香、香脂、杂香、卢甘石、穼木、射木、茶木、苏木、射檀香、椰子、赤藤、白藤、皮角、鳖皮、丝、簟 22 种。这些货物中多数为进口自东南亚、阿拉伯等地的珍贵中药材，尤其是犀牛角、麝香、龙涎香、朱砂、珊瑚、琥珀、玳瑁、象牙、沉香等。

到了元时，宁波海运均由定海（现镇海）出海，时出口海外的宁波（庆元）的土产中，中药材占有相当大的比重，主要有山药、黄药、半夏、何首乌等。药材成为宁波地方商品贸易的大宗货物，远销日本、高丽等地。元代的海外贸易是由元政府直接管理的。其机构沿袭了南宋的制度，称为市舶提举司。至元三十年（1293）四月，将温州市舶司并入宁波（庆元）。大德二年（1298）又将上海、澉浦两市舶司并入庆元市舶提举司，隶属中书省。自此，庆元市舶司成为整个江浙地区海外贸易的基层管理机构。元代庆元市舶司的位置大约在旗杆巷北的东后街与车轿街交界的西侧（今天一广场东北边）。

元时，由于当时政府设立惠民药局，进口药材均由药局处理，药局购买药材，配制药物，然后发放给病人，或交给各州县发放。可见元时，虽有中药材的海内外贸易，但其格局不是很大，当时还没有个人的中药材买卖，也就是说，元代尚未出现个人出资从事中药交易的药商。

但毕竟宁波是一个港口城市，东门口为三江交集之地，西起来远亭，东至三江口（今自灵桥至江厦桥沿奉化江一线的江厦公园），人称甬江码头，也叫大道头。《四明谈助》载："凡番舶、商舟停泊，俱在来远亭至三江口一带，帆樯矗竖，樯端各立风鸟，青红相间。有时夜燃樯灯。每遇闽广船初到或初开，邻舟各鸣钲迎送。番货海错，俱聚于此。"灵桥旁有市舶库，为政府所设税务机构。而城东姚江边上，是当时宁波的商业贸易区。沿江人烟稠密。东门口三江汇合处，是重要的港口码头。便利的海上运输优势，为中药在东北、闽粤地区的采购运输带来了方便，更为从海外如高丽、日本，东南亚及至阿拉伯地区进口中药材提供了优越条件。

唐时的砌街虽然短，却占有交通运输方便的地域优势。三江口、内河运输的方便，给这个地区的中药业贸易的兴旺和发展，提供了十分优越的条件。随着时代的发展，砌街往西一段得到了逐

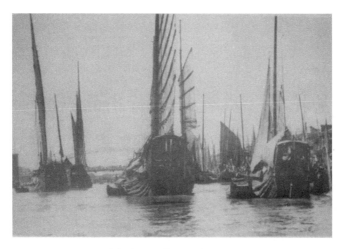

20 世纪 30 年代末的宁波江厦海运码头

步的延伸,直至石板巷以东一带。慈溪、镇海、余姚、鄞县等地的
药商们来到这里,为争得一席之地,开店设铺,街上的药材交易也
因而得到了发展。到了清时,这个延伸段自然形成了街面。但随
着药商们都看中这黄金地段,先有元利药行在原为甬上藏书家卢
址的大宅经多次火灾后留存的火烧场基上造房建店,接着又有大
昌药行、聚茂药行、大乙斋药店纷纷开设,而懋昌、恒茂两家已争
不到街面地皮,即在石板巷、沙井巷这一带卢宅的地方,建房开设
药行。由此,药行街渐渐形成,直至碶闸街,基本上已无店面可
建。其实,在这个时候,除了三法卿又开了一家中药店,总计有药
店、药行 58 家。究其原因,就是便利的海港、内河和陆上运输,成
就了一条以中药业经营为主体的闻名全国的药行街。

"众星托月"成就了药行街的兴旺

　　清末、民国初年,是宁波专营中药材的药行街最兴旺的时期。自古以来,各地药商在往来经营中,为贸易方便,按地区或经营之别,渐渐形成了"帮会"形式的组织。清同治四年(1865)《河南彰德府武安县合帮新立碑》有记载称:"凡客商载货来售者,各分以省,省自为帮,各省共得十三帮。"这个"帮"按现在人眼光看来就是"行业公会"的同义词。中药十三帮中,宁波的中药商人被称为"宁波帮"。由此可见,"宁波帮"的称谓正是从宁波药帮嬗变演化而来的。

　　每年"宁波帮"参加安国药市进行药材交易活动的商家多达160户左右,常驻的也有六七户。来货主要有浙贝母、浙麦冬、杭白菊、浙元参、浙元胡、杭白术、浙枣皮、栀子、吴茱萸、二红皮等。去货为黄芪、大芸、枸杞、冬花、银花及珍贵药材人参、鹿茸等,以南药换北药,并大量出口至东南亚、阿拉伯地区。来路由海道至天津,经北宁转平汉直至定县转安国。

　　清咸丰以来,宁波药材贸易日趋兴旺,各地药商汇集,各路药材进出繁忙,宁波成为全国药材重要的集散地。当时由于太平天国军队与官军频繁在长江两岸激烈作战,严重阻断了南北东西交通。为此,川西药材大多改道湖南常德,泛洞庭、出湘潭、入江西,沿衢江顺流而下,经杭州湾,直达三江口,或经京杭运河,经西塘河直至城内濠河头登岸。而产于浙江尤其是宁波的药材也可经甬江直达南北各地。至于来自华北和东北的北药,来自广东、福建及东南亚诸国乃至阿拉伯等国的南药、香药,尤其是玳瑁、麝香、犀牛角等名贵中药大多经海路直达宁波三江口大道头码头。宁波海运发达,舟楫所至北达燕鲁,南抵闽粤,有南、北号两大船帮,提供便捷的海上运输,这促进了药行街中药业的兴旺和发展。

江厦街金融业发达,百余家不同规模的钱庄,采用便捷的过账制度,既能为药商们提供资金,也便利相互结算。宁波盛产浙贝母、麦冬,以及海藻、昆布、紫菜、乌贼骨等海洋药物。宁波周边地区和天台、临海一带所产的乌药,新昌、嵊县所产的白术,东阳、磐安所产的白芍、元胡,桐乡所产的杭白菊都是深受外地药商喜欢的药材。宁波药行所做药材生意各有不同,一般分为"长路""山药""零拆"三类。长路行专做川广药材,山药行以经营浙产中药材为主,包括多种草药。零拆铺专营乡下和城镇药店的零拆业务。这些中药行一般资金不怎么丰厚,经营范围受资金所限,也就只能"看羹吃饭",有多大能力,做多大事情。

而资金雄厚的大药行,如药行街上的四大药行宝和、元利、恒茂和懋昌,所经营业务范围就广了。各行内都有业务能力极强的专职师傅把关进出货渠道,不少药行老板出身于药业世家,精通药理,经营有方,所做生意营业额巨大,这不是一般中小药行力所能及的。

清末民初,药行街尚未贯通形成整整齐齐的一条街。东津浮桥西边到车轿街一段即所谓砌街,石板巷至沙井巷一段有清时著名藏书家卢址的大宅第。然而,卢氏后人不珍惜先辈所创建的家业,卢宅先后发生过多次火灾,而最大的就是清末这一次,几乎烧毁了三个大厅两边的住宅房子。

至于碶闸街至大来街一段原是天主教堂教会的地产,其所涉北临英烈街,南临桑园巷,西至大来街,东止碶闸街。天主教堂两旁都建有两层的中西式楼房,为主教牧师及修女的寓所和做功课之地。天主教堂两边广植无花果树,面南是开阔的草坪,再往南是教会所建房子,靠东一边是育婴堂,专收无人收养的小孩,靠西一边为教会办事的地方。新中国成立之初,这里曾被改造为宁波市工人医院。

以上所述说明药行街是随着药行和中药店先后在这一段被火所毁的火烧场基上逐一各自建成店面房后,渐渐形成街面的。直至1928年,与天主教会商量之后,才穿过草坪,贯穿到西边,与三法卿相通。

药行街原称"砌街"一段上,有于清雍正年间(1723—1735)由慈溪人创办的同仁堂,很可惜被火毁于1937年。最早开办也最早衰败的是君子街与狮子街相交处的宝和药行。其在兴旺时期为宁波培养了不少中药材经营人才。如著名的懋昌药行老板蒋羕卿和恒利参行老板周咏宸等。又有鄞县人,出资租用泥桥街卢家祠堂东边的五间两弄民宅，后就在前边空旷地上建房创办元利药行。之后，中药店和药行一家接一家开办起来，越来越多。而最后建房开办的中药店是明德堂，其老板是原在上海坐堂的中医，九一八事变后，他回宁波与亲友共同出资创立明德堂。在药行街众多中药店中，他是唯一既卖药又坐堂诊脉的老板。

宁波中药业始兴于宋朝，这与甬上多名医和药理家有关。至清时，甬上有众多著名中医师和药理学家，还有不少药学著作，这也是促进宁波中药业兴旺发达的原因之一。随着中医药业的发展，清康熙四十七年（1708），诸药商集资于原咸圹街西侧（今天一广场内）建药王殿用作药商共同祭祀药王的地方。中国古代的文化是以儒、道、释相结合的形式流传下来的，至于药王既为"药师"也称"药王"，这在宁波最早创立的佛教禅院五磊寺中得以证实。五磊寺的三大殿不同于其他佛寺三大殿的布局，第三大殿为药师殿。而其他不少禅院虽然也供奉药师，不过不会单设大殿。据方志所载，甬上所建药王殿有多处，后或因火被毁，或因别的原因而废。人们祭祀药王，一般为祈求健康。而甬上中药业界供奉药王，还有一个目的，就是祈求生意兴旺。在新中国成立前，宁波药王殿并非像现在这样供奉采草药神农塑像，而是药王菩萨，两边分别是日光菩萨和月光菩萨。前有三个拜凳，正中挂着一盏油灯，桌上供奉有桂圆、莲子、鲜果等物。

这座药王殿毁于"文革"时，后来重建时不知谁主张塑一个老者，算是"神农氏"，但这与佛教中所传并不相符。笔者好友，被中国佛教协会原会长赵朴初称为"青年佛像雕塑家"的楼恩葆先

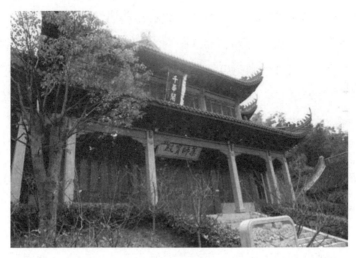

五磊寺之药师宝殿

生,在恢复宁波多家寺院的佛像雕塑中作出了很大贡献。他亲手雕塑了多尊药王菩萨,为上海、杭州及本地的一些人家所定制。

清末宁波药业创造了辉煌的成就,为后来中药业的持续发展打下了一个扎实的基础。民国早期,继清末药业繁荣的态势,宁波药业发展到了鼎盛,仍是全国重要的中药材集散地。自灵桥西至碶闸街两侧,药行街、石板巷、沙井巷以及君子街总计有药店、药行58家(包括在三法卿开张的一家中药店)。据统计,民国十六年(1927),有长路行、山药行、拆零行等药行64家,资金总额在白银500万两以上,最高营业额达950万两白银。全市从事药业人员800余人,扶工700余人,忙季时另雇用拣药女工数以百计。元利、恒茂、懋昌、宝和等大药行,仅懋昌一家年营业额达3万两白银。民国十八年(1929),市政府把四个地段贯穿起来,并作了拓宽,两旁筑起了人行道后,正式命名为"药行街"。

以药行街为主体的宁波中药界,强调"道地药材",注重药材产地和质量。不少的药行,分别在川、鄂、陕、粤、闽、赣、滇、黔等地开设常驻办货机构,采购当地优质药材。大多数中药材大行,都在进货后,雇用女工按质量高低拣药,将药材分成不同的等次,然后按质定价。药行凡经营高档珍贵药材,包装考究,外包装都印有某行、某店印记,以区别药的来源。宁波药业人员素质较高,尤其著名药行、药店的人员都有一定药理知识,对于药的功效以及煎药时的注意事项都了然于心。过去药业人员在区别、判断药材的质量时,一般都有目视、口尝、鼻嗅、手捏等基本技巧。许多中药如果产地不同,品质及价格会有较大区别,例如河北、四川、东北产的黄芪,其功效不如山西产的好;青海、西宁产的大黄,质量优于西北、华北、西南地区产的;安徽滁州的滁菊不如杭州桐乡产的白菊;牛黄有黄牛的、水牛的和牦牛的区别,但黄牛的牛黄更佳。这些知识药店的老板一般都知道。从业者还必须能看出中药材采集是否适时,提前或推后,也会影响药材的质量。

全国各地长期驻扎在宁波的药商办庄,便利了中药店、药行就近采购。常驻宁波的办庄,四川6家、广东4家、陕西6家、云南3家、西北口6家、豫章10余家,形成了川西、两广、津北、江浙、禹毫等药材帮。为了业务往来方便,外地药房在药行街附近置产设会馆,如江西药商在小沙泥街建豫章会馆,小沙泥街原来一半是河一半是路,此河西通西塘河,直至姚江水系,在这里设会馆,便于水上运输。

灵桥西的大道头，宋时就是海上运输的港口。这里专门装卸药材，忙碌时昼夜不断，南来北往的药商络绎不绝，宁波药行街药行中有多位亲自外出采购的伙计，有些成为宁波药商常驻外地采购的专业人士，其中的能手莫过于懋昌药行的老板蒋羲卿先生。为此，1956年公私合营后，蒋羲卿先生常被宁波中药站派遣驻外地采购药材。直至86岁他才得以退休，这还是因他长期往东北、川西采购名贵药材时受了风寒，得了严重的哮喘病，病重时连呼吸都十分困难。采药材的本领，不是一般人所能掌握的，不少是在通识本草药理基础上，从长期采购业务中积累经验，大多是靠心领意会，并不是口传所能及。

药行街药业的兴旺，少不了众多宁波名中医在药店中坐堂诊脉，以及由此带来的生意。清末民初时，在传承的基础上，加以自身的努力，著名中医辈出，如范文虎、庄云庐等常在元利、慎德堂、懋昌、恒茂等店坐堂诊脉，既方便了病人，又有利于药店、药行的经营。这些中医也在药行街及附近的街巷设中医诊所，如范文虎的弟子王庆澜就在碶闸街自设诊所，王宇明、李志清、王文照设诊所于药行街，王庆生、陈祝珊、裘沛然等设诊所于大来街，吴涵秋设诊所于应家巷，开明街、灵桥路、君子街等另有各种中医诊所四五十家。这些名中医的处方大多在药行街的各中药店"提药"（买药）。可以说，一条短短的药行街之所以生意兴旺发达，离不开中医、各地驻甬的药商，以及甬上中药业在宁波之外，如绍兴、杭州、温州、上海等地拓展的业务。所以说，是"众星"托起了药行街中药业这个"月亮"，促进了药行街中药业的兴旺与发展。

西医渐进与废止中医的风波

    清末时，宁波华美医院的建立和发展，掀起了一阵兴办西医院的热潮。在宁波，认可西医治疗效果的人越来越多，开设的大大小小西医院也越来越多，如陈九皋开设的鼓楼医院，陈葆真开设的保真医院，严康懋、朱葆三、徐庆云等集资创办的普仁医院，吴莲艇开设的天生医院，金廷荪集资兴建的仁济医院。李秀宝在呼童街独资开办的呼童医院，特邀温州白累德医院著名妇科医生徐林钦任妇科主任，邀孙金铭任内科主任，另设外科、耳科等，还设病床十余张。后孙金铭医生向投资人李秀宝提出，由其任院长，后改名金铭医院。李秀宝女士办医院原本是出于慈善目的，为扩大影响，一切都应允孙先生。从此呼童医院名声大噪。宁波解放后，呼童医院的四层楼洋房为宁波大众报社所有，市政府将药行街天主教堂对面育婴堂和有关教会房产改建成工人医院，孙金铭任院长。

    另有 1913 年建于县学街的鄞县中山医院和 1947 年建于孝闻街的宁波传染病医院。除了这些规模不一的西医院，还有不少独立的个人开设的西医诊所，分布于江北、江东和海曙等地，如药行街上的蒋锷诊所、大来巷的陈姓诊所。据统计，1931 年鄞县（宁波）有医院（含中医院）48 所，西医 105 人；至 1948 年，医院、诊所（含中医院）、助产所达 96 所（其中中医院 10 所），西医 204 人。

随着西医院、诊所的不断发展，宁波西药房也得到了发展。1870 年，广东籍天主教徒在鄞县城区创办屈臣氏西药房，后又有天一信孚堂、积善堂、华美、华通、华民、欧亚、五洲、四明等十几家西药房兴办，年进西药计有 60 余万元。不少新开张的小规模西药房由于市场销售额有限，对市场影响不大。唯有由时为宁波商会会长王文翰任董事长的四明大药房一枝独秀。

民国初，在西方文化冲击下，兴起了崇尚西医、排斥中医的风潮。1912 年 7 月，以袁世凯为总统的北洋政府举行教育会议，制定新的《壬子癸丑学制》，首次明确将中医排除在正规教育系统之外。11 月，当局又颁布《中华民国教育新法令》，其中，医学类分为医学和药学两门，医学科目共有解剖学等 51 科，药学分为有机化学、无机化学等 52 科，所有科目设置都引自西方课程，没有中医、中药的科目。教育法令中的这些规定，立时引发了当时中医药界的不满与抗议，中医药业者联合上书教育部，要求增加中医药课程。但教育部否定了他们的抗议。时任教育总长汪大燮公开表示："吾国医毫无科学概要根据。""余决意今后废去中医，不用中药。"坚决否定了中医药业者的请愿和抗议。

1920 年，浙东会稽道尹黄庆澜迎合潮流，公开倡导取缔中医，由宁波警察厅组织中医集中考试，借故限抑。当时宁波名中医范文虎与中医业者奋起抗争，抓住试官命题乖舛，把"《金匮》论饮有四，其痰饮主治何在"错题为"《金匮》论痰饮有四，其主治何在"，著文驳斥。试官自知理亏，停止了考试。其后，范文虎又重新组织开展中医学研究会活动，并被推举为研究会会长，兼任教学职务。后又在以药行街商家为主的中药界资助下开办中医专门学校，培养中医人才。

1925年，中医药界在全国教育会联合会年会和中华教育改进社年会上提案，争取将中医纳入教育系统，但遇到西医药界的反对而未被教育部采纳，甚至通过决议，全面否定了中医药界的请求。由此，中西医界关系不断恶化。

1929年2月23日至26日，南京国民政府卫生部召开第一届中央卫生委员会会议，虽说是全国性会议，但出席会议的14人，全都是西医界代表，中医被完全排除在外。会议通过了卫生委员会委员余岩起草的《废止旧医以扫除医事卫生之障碍案》，这一提案内容有4条：

1. 今旧医所用者，阴阳、五行、六气、脏腑、经脉皆凭空结撰，全非事实，此宜废止；

2. 其临床独持桡动脉，妄分一部分之血管为寸、关、尺三部，以支配脏腑，穿凿附会，自欺欺人。其源出于纬候之学，与天文分野，同属无稽，此宜废止；

3. 根本不明，诊断无法，举凡调查死因，勘定病类，预防疫疠，无一能胜其任，强种优生之道，更无闻焉。是其对民族民生之根本大计，完全不能为行政上之利用，此宜废止。

4. 人类文化之演进，以绝地天通为最大关键，考之历史，彰彰可按。所谓绝地天通者，抗天德而崇人事，黜虚玄而尚实际也。政府方以破除迷信，废毁偶像，以谋民众思想之科学化，而旧医乃日持其巫祝谶纬之道以惑民众；政府方以清洁消毒训导社会，使人知微虫细菌为疾病之原，而旧医乃日持其"冬伤于寒，春必病温；夏伤于暑，秋为痎疟"等说以教病家；倡导地天通，阻遏科学化，此宜废止。故"旧医一日不除，民众思想一日不变，新医事业一日不向上，卫生行政一日不能进展……为民族进化计，为民生改善计，不可不取断然手段"。

由此可见，废止中医已不是医学之争，而是充满了强烈的政治色彩。不仅如此，在提案中实施废止的断然措施共 6 条：

1. 施行旧医登记，给予执照方能营业，登记限期为一年。

2. 限五年为期训练旧医，训练终结后，给以证书。无此项证书者停止营业。

3. 到 1929 年为止，旧医满 50 岁以上，在国内营业 20 年以上者，得免受补充教育，给特种营业执照，但不准诊治法定传染病及发给死亡诊断书等。此项特种营业执照有效期为 15 年，期满即不能使用。

4. 禁止登报介绍旧医。

5. 检查新闻杂志，禁止非科学医学宣传。

6. 禁止成立旧医学校。

这 6 条措施无疑是置中医药于死地，消息一出，全国中医药界一片反对声。

国民政府中央卫生委员会通过废止中医药案决议后，上海市中医协会首先发起召开上海医药团体联席会议，邀请神州医药学会、中华医药联合会、医界春秋社等 40 个中医药团体代表在六马路仁济堂举行大会，商讨对策。这天，上海中医界 1000 多名中医师停诊，中药界老板及药业职工也有几百人参加会议。宁波中医协会、宁波（鄞县）药业公会、宁波药店业分会和宁波药行（号）职工会商量应对办法，后决定派王宇高、吴涵秋、董廷瑶、许锦耀为代表，参加上海会议。据有关资料统计，全国有 17 个省市、242 个团体响应，281 名代表云集上海。三天会议中，全国各地代表严词谴责打击压制中医药的议案。大会还发表宣言，列举大会宗旨，否认废止中医中药，争取全国社会各界支持、声援。会后成立全国医药界统一联合组织——全国医药团体总联合会，推选执行委员共 20 人，宁波代表王宇高为执行委员之一。杭州中医协会提议，以"三一七"为纪念日，由此诞生了"国医节"。

大会决定推送谢利恒、隋翰英、蒋文芳、陈存仁、张梅庵为赴京请愿团代表，张赞臣、岑志良为随行秘书，分别向国民党第三次全国代表大会、国民政府、行政院、立法院、卫生部、教育部等单位请愿，要求撤销废止中医的提案。中医药界的抗议集会不仅得到了新闻界的支持，还得到了上海其他众多社会团体的支持和声援，上海总商会、商联会、中华国货维持会、各地旅沪同乡会都通电、发文声援，对卫生部及中央卫生会议进行抨击，促其撤销废止中医的提案。上海会议影响巨大，一时全国多地都大力响应。尤其中药材出产丰富的四川省的中医药界汇总了全省业界的意见，发电到中央政府，说四川的经济以国药出产为大宗，一旦废止中医药，就会失去四川民心，不但会严重影响社会经济，还会影响到社会稳定。国民政府迫于全国多方面的抗议和压力，下达公文"（废止中医案）使中国医药事业无由进展，殊违先总理（孙中山）保持固有智能、发扬光大之遗训，应交行政院分饬各部将前项布告与命令撤销"。"废止中医案"终以暂不执行而告结束。此案虽然废止，却让广大中医药界人士开始反思，中医药仅靠世代相承、师徒相传的方法不能很好传承数千年来优秀的中医药文化，更谈不上使其得到发展，于是在民国二十二年（1933），由名中医范文虎为会长，在成立宁波中医协会、中医药研究会等组织基础上，成立鄞县中医公会，一致推荐著名中医庄云庐为会长，并制定会章 30 条，办会刊《中医新刊》，时有范文虎弟子吴涵秋、包熊飞、万鸿昌、李宁伯、董廷瑶等为理事。王宇高还为公会名录册作序。

1937 年秋，宁波著名中医王宇高、吴涵秋、庄云庐、钟一桂等发起创办宁波国医专门学校，吴涵秋任校长，除聘请名中医授课外，还邀请华美医院院长丁立成医师教授西医内科，并设立英语课，这也可看作开中西医合作之先河，学校附设中医门诊部作为临床实习基地。但教学形式还是以本地中医带徒为主，共招收学生 60 余人，学制 5 年。可惜开学后未到半年，学校因日机轰炸宁波市区而停办。宁波也有不少学中医者去上海、杭州等地开设的中医专科学校学习中医学，如钟一棠、张沛虬等，学成后回宁波做

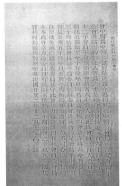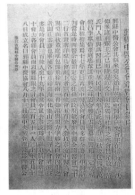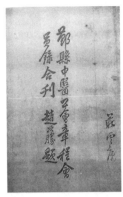

鄞县中医公会章程会员录会刊

中医,均成为名医。

　　中医和中药是传承了几千年的中华民族的优秀文化之一,它自有它顽强的生命力。西医兴盛、中医遭受无理扼制并没有真正影响到药行街药材业的经营,相反,在那段时间,药行街的中药业兴旺发达,到了历史的新高。

江厦街是药商经营的强大支柱

药行街中药业的兴旺发达，离不开灵桥门奉化江边的江厦街。这是宁波城内一条著名的金融专业街。

宁波一直流传着一句老话："走遍天下，不及宁波江厦。"何谓"江厦"？其实江厦一词出自老宁波城中的一条老街——江厦街。

老底子的江厦街，地处三江口一带，是一条长不过几百米的小街。在小街的北端三江口上有座新江桥，当时，新江桥是一座用十来条大木船作桥墩，用几条粗而结实的铁链相连接，上面搭长木板的浮桥，连接江北与海曙两地。从新江桥桥脚起，沿着波光粼粼的奉化江往南走，一直走到灵桥的西端，这条路，就是现在宁波人熟知的江厦街。

宁波很早就开始与外国通商。北宋时，朝廷在广州、塘沽和宁波设市舶司（类似于现在的海关）。历史上，唐大历六年（771），鄞县县治移至三江口，长庆元年（821），明州刺史韩察在三江口建明州城，始建宁波城区。此后，历经宋、元、明、清各个朝代，宁波外商贸易日趋频繁，三江口成为宁波与外商交往的重要口岸，成为宁波城中商贸活动最繁忙的地方。来自日本、高丽（朝鲜）、阇婆（今属印度尼西亚）、真腊（柬埔寨）、占城（今属越南）、暹罗（泰国）、大食（阿拉伯）等国家和地区的商船、商贾云集于此，好不热闹。不仅如此，江厦街还是迎接国外使者的码头。时任明州太守的曾巩，就接待过来自高丽的使节，他们从江厦街的码头（现交邮大楼址）靠岸，经城区，由西乡入运河，直达北宋都城汴京（开封）。那时，三江口有座城门，在这座城门不远处有一江下寺，寺院不大，却很有名气，过往客商往往会去进香谒拜，以求神仙保佑。因"下"与"厦"谐音，"江厦"（江下）之名早在近千年之前就已广为人知。

江厦街现有格局形成较晚，约在民国十八年（1929），当时鄞县县政府把原半边街、钱行街、糖行街等小街拆直，从此，这条不长的路就被称为江厦街。半边街，一边是商铺，一边临奉化江。当时的奉化江一段是宁波最热闹的地方，奉化江边停靠的都是南来北往的帆船，这些船大多来自福建、广东，更远的来自东南亚，甚至还有来自中东的。北边来的大多是江苏、山东的船只，还有来自辽宁大连的。这些船多为货船，来自五湖四海的商人用船装着货，来宁波做生意。其实停靠最多的还是宁波近海的渔民和东海渔岛上的渔民的渔船，他们是来卖海鲜的。日子久了，这条街就成了宁波著名的商街。

钱行街在宁波城也久负盛名。"钱行"就是钱庄，与银行一样，都是商品经济发展到一定阶段的产物。宁波自宋以来，历经三朝，至民国，逐渐成为一个商业繁华的城市。据《光绪鄞县志》

记载:"鄞之商贾,聚于甬江。嘉道以来,云集辐辏……转运既灵,市易愈广,滨江列屋皆钱肆(钱庄)矣。"钱行街的名称也由此得来。宣统末年(1911),全市共有大小钱庄67家,甬上的钱庄业进入了鼎盛时期,江厦街上的钱庄占了全市钱庄总数的五分之三。据《宁波金融志》记载:民国二十年(1931),鄞县政府统计,全市有钱庄160家(包括各县、区),其中大同行41家,小同行28家,现兑庄91家;而在江厦街上的钱庄就有68家之多,其中大同行39家,小同行19家,现兑庄10家。大同行是钱庄业的大户,投入资本巨大,绝大多数都在6万银圆以上,而其中资本特别大的(在10万银圆之上的)有4家,最多的是刘文昭经营的恒孚润记,投入资金达22万银圆。由此看来,设在江厦街上的钱庄实力都十分强大,而开在其他地方的钱庄,其投入资金一般都在1万银圆以下。因此,把江厦街看作老宁波的金融中心一点也不为过。

江厦街上的钱庄、银行与"宁波帮"人士有着诸多渊源。1933年,王宽诚受聘于太丰面粉厂,还在江厦街143号的元益钱庄兼职"跑街",当时俞佐宸是元益钱庄的经理。元益钱庄以3万银圆资金创办于1911年,到1931年,资金已达6.6万银圆,算得上是江厦街上的大同行。

江厦街不仅集聚了宁波绝大多数的钱庄,而且随着时代的发展、甬上商贸交易的需要,一种新的金融业态——银行,也出现在江厦街。因为当时的银行,财力敌不过已成气候的甬上金融钱庄,不少银行在资金运作上还得依靠钱庄来融资,开设在江厦街上自然成为最佳的选择。由俞佐宸先生任经理的中国垦业银行宁波分行就在江厦街 51 号，该行在 1931 年 1 月正式开业。1931年 10 月，中国实业银行也在江厦街开张。之后，又相继有了浙东商业银行、四明商业储蓄银行宁波办事处。抗战胜利后，实力雄厚的鄞县银行也在江厦街开业。除了直接选址在江厦街，还有不少银行以办事处的形式在江厦街上开展金融业务。例如，成立于1908 年的四明商业储蓄银行，为了经营方便，于 1936 年在江厦街设立办事处；成立于 1930 年的原在中山东路的交通银行宁波支行，在 5 年之后，也在江厦街新设老江桥办事处。还有些大银行在金融机构林立的江厦街实在找不到立身之处，就选择最靠近江厦街的附近街边开张营业。例如成立于 1936 年的中国农民银行宁波支行就择址于东渡路。连宁波成立最早（1914 年）的在江北外马路的中国银行，也选择在离江厦街咫尺之远的东门口设立办事处。由于大量银行的加入，江厦街成为实至名归的宁波专业金融街，为此有人开玩笑说，江厦街是宁波的"华尔街"，从江厦街金融业集聚程度之高、经营额之大、与外部的联络之广等诸多因素来看，这个比喻一点不为过。

有一位资深银行家曾撰文论证"生意兴隆通四海，财源滚滚达三江"这副对联的深刻含义，其实，这副对联就为江厦街而写。曾经的江厦街，作为名副其实的专业金融街，不仅永远留在宁波的金融史上，更烙印在一代又一代的宁波人心中。

江厦街上有那么多的钱庄、银行，不少是考虑到药行街这么多的药店，尤其是几大著名药行的贷款业务。仅看民国初至 20

世纪 30 年代,药行街上 58 家中药店和药行的年经营额达几百万之巨,可想而知,江厦街上的钱庄和银行有多大的利息可收。但话说回来,江厦街的金融专业街,那么多的钱庄、银行不可能仅为药行街上的中药材经营服务,而药行街上的中药材的日常经营,少不了以江厦街大大小小的钱庄、银行的融资为依靠,这是一个不争的事实。一旦遇上金融市场的衰落,势必影响到各行各业的经营状况,更不要说是一条药行街了。正如人们常说:"一损俱损,一荣俱荣。"药行街中药业的兴盛和衰落证明了这个事实。

中医药走进教育殿堂

　　中国的中医药传承，历来走的是师带徒之路。至于家族中从医或从事药业的，往往是世袭式代代相传。这两种方式，带来了传承几千年的医学和药学的逐步发展。尤其对中医业来说，日积月累渐渐形成了不少各有特色的医学门派，甚至于中医的分科传人。例如甬上流传至今的陆氏伤科、宋氏妇科、董氏儿科，依仗先辈们医学上的丰硕积累，推进了中医各科别治疗经验的进一步丰富。然而这类传承方式，毕竟视野较狭，传承单一，随着时代的发展，显现了不少弊端，甚至于束缚了自身的进一步发展，而且还使不少医学理论失传，造成不必要的损失。

　　辛亥革命成功以后，随着西医的不断传入，西医在检测病因以及针对性用药上的准确高效，博得不少市民的认可。西医的逐渐普及，给传统中医药界带来了巨大冲击。中医学和中药学的诸多同人，逐步意识到中医的师徒相传或家族相传形式存在局限，由此萌发了让中医药走进教育殿堂的改革。与此同时，他们也自觉地加强同人间的交流。首先由当时甬上名医范文虎提出成立中医学研究会（后改为中医学协会）、中医业公会，药业界随后跟进，成立宁波国药号同业公会等组织，彻底改变了中医闭门独户式的医疗生涯。尽管当时宁波著名的中医很多，且有不少医术著作问世，但是随着现代医学技术的发展，尤其是西医越来越被人们所接受，中医面临着巨大的压力。出于这个原因，甬上不少中医世家的后人纷纷走出宁波，赴杭州、上海、南京等地，进入各类中医专业学校，接受系统的中医学教育。有的学成后就在外地发展，有的回宁波继承父业，成为甬上著名的中医，名享一世。在这个群体中首推钟一棠、张沛虬等学有成就、医有盛名的中医。

钟一棠出身中医世家，15岁去上海中医专门学校，接受了中医理论系统的学习。毕业后，回宁波跟随其兄钟一桂学习中医两年余，然后独立开办诊所，从事中医诊疗。钟氏内科，自清道光十六年（1836）由钟氏中医内科名医钟成瑶在镇海梅堰乡钟家村开设的中药店"益寿堂"开始，这也是当时镇海唯一的一家中药店。钟成瑶既是药店老板，又是坐堂诊脉的中医生。由于他医术高，药到病治，来"益寿堂"看病的人特别多。不仅有镇海本地人，还有来自奉化、余姚、慈溪等地的患者。后由于战乱，"益寿堂"于1926年关闭。但钟氏后人继续从事中医诊疗工作，连续几代钟氏内科一直为人称道。

钟一棠先生是钟氏内科第四代传人，他在系统学习中医理论基础上，谨记祖辈遗训，治病救人，慈悲为怀，长久研习钟氏内科医理，成为钟氏内科传承中的佼佼者。钟一棠不仅是位名医，而且对中药药饵的质量有极高分辨能力。据其后辈们说，有一次钟一棠感到身体不适，便自己开处方让家人去抓药，谁知一连跑了好几家中药店，配来的药都不入老人法眼。中药的质量没有保证，再好的中医，再准的处方，也不能治好病。中医治病是建立在药物的质量上的，药物质量好，才能保证药到病治。于是钟一棠有了重振祖业，重开"益寿堂"的打算，最后由其后辈子孙本着名家、名药、名店的理念，再度开启百余年的国医馆，取名"钟益寿堂"。如今钟氏内科已传给第六代传承人钟子洲。此为后话。

与钟一棠医生走同一条道路的还有宁波名中医张沛虬。他出生在一个贫困的农民家庭，幼时，在亲戚帮助下才上完了小学。他从小对中医非常感兴趣，立志成医，特别仰慕当地名医范文虎。他在亲友帮助下，去上海新中国医学院学习中医，1938年毕业后，得到了上海名中医朱小南、章次公、陆渊雷、祝味菊等老先生的悉心指导。其本人也潜心于《内经》等中医典籍的研究，为提升医术打下了扎实基础。回宁波后，他在城内开办诊所，正式开始了他的中医生涯。由于他医术精湛，药到病治，尤擅医治疑难杂症，很快声名鹊起。他认为，中医不但可以治疗各种慢性病，而且可以治疗急病危症。他在中医急救方面很有研究，且有很大成就。

张沛虬毕生精研张仲景医学理论，而且多有创新。特别是，他将寒热方互用，取得了很好疗效。从医生涯中，他十分重视单方和验方的搜集和整理，经仔细研究，辨伪存真，大胆用于临床，在此基础上进行创新。他先后著有《仲景方临床应用》《药对经验集》《中医临床手册》等中医专著，为广大中医业者，尤其是青年中医生和中医爱好者提供了难得的重要参考资料。张沛虬是一位经受过系统中医学和中药学教育的新一代中医生，既懂医理又懂药理，他还将丰富的临床经验和理论传授给了他的儿子和女儿。

甬上还有不少中医走中医学院学习之路。如宁海的严云，自幼从父学医，后到上海中医学校学习，毕业后就留在上海从医。1924年即任上海四明医院主治医生，后与上海名医秦伯未等共创上海中国医学院。新中国成立后，历任中华医学会上海分会执行委员兼秘书长，上海市中医文献馆馆员。

裘沛然是甬上著名针灸医生裘如耕的侄子，慈溪人，从小聪慧，11岁起就读国学，课余跟随其叔父裘如耕学习针灸学。1930年，考入上海中医专科学校。1934年毕业后，先后在宁波、上海等地从医。临诊之余，研究医学、国学。1958年任教于上海中医学院，成为新中国第一批中医教授。历任针灸、经脉、内经、中医理论和各家中医学的教学，并任教研室主任、博士研究生导师、学院专家委员会主任，《辞海》副主编及中医学科主编。主持编写《中国医学百科全书》中医卷、《中国大百科全书》中国传统医学卷、《中医历代各家学说》《新编中国针灸学》等30余部著作。2005年，《裘沛然选集》获中华中医药学会科学进步一等奖。他主编的《中国医籍大辞典》，于2003年获第五届国家辞书奖一等奖。另著有《壶天散墨》《人学散墨》等。

还有不少非中医世家出身但有志于中医药学习的年轻人直接入读中医专业，如宁波人傅方珍。她24岁毕业于上海中国医学院，毕业后独立行医。她不仅熟读中医学经典，还专门进修西医，精研实用妇科，成为宁波全面研究中西医结合的著名妇科专家。1955年，奉调卫生部中医研究院，后一直从事中医妇科的医疗、科研、教学等工作，对妇科多发病和疑难杂症有独特的诊疗方法，深受患者赞誉。她还担任国家中医药管理局第一批带徒指导老师，著有《〈医宗金鉴·妇科心法要诀〉释》。

亦有幼年多病、立志学医的陈道隆，14岁时，正值浙江中医专门学校招收新生，规定18岁以上才能报考，由于身体长得高，又有点老陈，他虚报了4岁，居然通过了入学考试。1926年毕业，因学业成绩优秀，名列榜首，按规定可任命为该校附属医院院长。想不到才19岁的他，阴差阳错，被浙江大学聘为哲学系教授。后因杭州流行时疫，陈道隆除教学工作外，采用自拟处方，积极为病人治病，治愈者众多，医名大噪，从此改为在杭州从医。他善治湿病，时有伤寒专家之称。1937年，迁居上海行医。新中国成立后，被聘为广慈医院（今瑞金医院）、华东医院中医顾问。著有《伤寒临床介绍》《中医临证备要》《陈道隆医案》等。

还有先拜名医学医，后又入专业学校学医的例子。如余姚人赵炳恒先受教于名医范文虎弟子吴涵秋门下，满师后又入苏州国医研究院学习，毕业后返甬辅佐吴涵秋创办宁波国医专科学校，既执教，又在附设诊疗所门诊。1955年，又入浙江省中医专修学校学习。学成后调入余姚市人民医院中医科，1978年调入余姚中医院，任副院长、院长、名誉院长。从医60余年，精于中医内科、妇科。晚年以脾胃、肝胆科为主，尤擅温热病治疗。1983年，被评为浙江省名中医。1991年，被评为首届全国中医药专家学术经验继承工作指导老师。著有《晚馨斋临床浅得》，另有20余篇论文见诸有关刊物。

20世纪30年代，甬上这些原有深厚中医功底后又专攻中医专业，既有系统的中医药理论，又有丰富的中医诊疗经验的名医不少，如奉化毛耕莘，余姚杨泰基，宁海朱裕光，慈溪沈仲理、陈念真等，他们都为宁波中医药业的发展作出了不可磨灭的贡献。

不失传承，尝试中西医结合，是民国时期宁波中医界有识之士的大胆创新。在西医逐步为市民们所接受之时，那些卓有见解的著名中医也看到了西医在诊疗时的先进设施、仪器，有助于中医作出诊断，学习西医中的先进理念，成了这些先知者开拓中医诊疗新途径的必然选择。当时开创走中西医结合先河的名医范文虎弟子吴涵秋，在应家弄自设诊所，提倡中西医结合诊疗方法，疗效显著。不仅如此，1937年，吴涵秋与庄云庐、钟英、许免斋等人创办宁波国医专门学校，吴涵秋任校长，以培养中医人才。1942年，吴涵秋迁居上海，继续行医，历任四明医院、第十人民医院、第十一人民医院中医师，兼任上海中医学院、上海曙光医院院长，上海中医学会常务委员等职。吴涵秋行医50余年，带徒50余人，他所办的医专为中医界输送了不少人才。吴涵秋认识到西医诊病设备的先进，以及有些疾病用西药疗效快的特点，取长补短，走中西医结合之路，为发展中医药学作出了可贵贡献。作为一位名中医，善用经方，博采时方，用药善以峻剂起沉疴，擅治伤寒热症，又长于虚弱症之调理。吴涵秋可谓甬上实施中西医结合治疗第一人。

甜上中医儿科刘彭年，一生对中医儿科多有研究，他也是一位倡导中西医结合的儿科名中医。他自设诊所于开明坊（现开明街北头），为小儿诊断疾病，必用体温计测得病患者体温，并结合把脉、观舌、目察等中医传统诊疗方法，准确判断，对症用药，疗效显著。对小儿麻痹症、小儿腹泻、小儿肺炎等疑难杂症，常用中西医结合办法使小儿得以治愈，名声斐然。每日就医者早早来诊所前排队挂号，甚至于一号难求。

传统中医药步入教育殿堂，传承几千年的中医与西医结合，这是科学发展使然，也是宁波中医药业发展创新的必然之路。

药行街中药专业街的形成

宁波自唐建城 1200 余年以来，真正形成一个以商业为主体的城市，不过百余年。尤其是辛亥革命成功以后，建立民国政府，才重视城市的街道建设。如 1928 年拆直了五条街以后，在三江口以南奉化江畔至东津浮桥，建设成一条以钱庄、银行经营为主体的金融专业街——江厦街。1934 年，以原来鼓楼商业区为基础，贯穿西直街、东直街，通过贯桥直达城东，形成以经营现代百货、绸缎棉布为主的商业街，以纪念孙中山的名义，命名为中山东路和中山西路。还有一条，也是建于 1928 年，从东津浮桥西埭，以原砌街开始，一直向西延伸，穿过车轿街，又通过原清时甬上著名藏书家卢址的卢家大宅遭过几次火灾形成的"火烧场基"，穿过天主教堂前的大草坪，贯穿与大来街和开明街相连接的一段叫"三法卿"的地方，这条街就叫作药行街。

其实，药行街在唐时有一条砌街，不过这条砌街仅是东津浮桥西至车轿街（民国初年）的一条短而狭的小街。在清雍正时，慈溪药商在这条街上开了一家规模不大的叫同仁堂的中药铺，这也是在药行街历史上最早开的中药店。而在车轿街南端，君子街口开的是宁波最早也是最大的一家药行，叫宝和药行。以后又有几家中药店和小药行开张，但至石板巷为止，因接下去的地域是卢氏家族大院。

卢氏家族大院南临君子街（旧时称君子营），北至应家弄（民国时称呼），东临石板巷，西至沙井巷。而君子街从车轿街至碶闸街面北一边都是卢氏家族的族人居所。此时的君子街已办起了两家小药行。至于卢氏的大宅院从君子街18号（民国时）进入，门前先有左右两排由圆木条做成的木栅门，进入丈把地方是两扇宽阔厚实的木质大门，下面是1丈左右的青石门槛。迈过石槛，东、西两间小房子类似现在的门房。正面是一道宽阔的砖雕照壁，照壁中间是一个"福"字。往右是一道较大的石库门，门楣上有一块砖雕的匾，匾上有正楷颜体的"抱经楼"三个大字。这块匾直至君子街、药行街改造之前尚在。进入抱经楼，面南是一幢与天一阁藏书楼一模一样的二层楼房。房前无假山水池，是一个开阔的约有60平方米的由青石板铺就的广场。广场西边是一幢二层楼房，中间是一小厅，是接待客人的地方。两边各有一厢房。面临君子街的大墙边是一长长的花坛，种了一排修竹和其他树木。面临石板巷还有一道不小的边门，民国时称石板巷1号。进入君子街18号大门往左拐，迈上一个台阶走过丈把石板路就可见到一个大厅堂，面南的有8扇格子门，门内宽大的厅堂后，又有4扇格子门。从格子门出来，往西走过七八十米的路，又是一个大厅堂，厅堂内摆设考究。厅堂北面经过四五十米的石板路，便是卢宅内的第三个大厅。这里便是卢氏的家祠。据卢氏后人卢根庆和卢杏芳先生说道，原来家祠前边是一条小河，直通东西与城内河道相通。河上有两座雕琢精美的石桥。过了桥，家祠前是两排由约5寸宽的正方石柱做成的石栅门，如同天一阁内的秦氏支祠面南的石条栅门。进入祠门，左右都有一间约10来平方米的小平屋。前面有一个近80平方米开阔的广场，东西两边分别种植有不少树木。进入这个大堂，由于光线稍差，看起来有点阴森的感觉，面北是一排木格子门，正中摆有一张长1丈多、宽三四尺的供桌，打开格子门，面北是一式四排由低至高的摆着卢氏家族列祖列宗的牌位。这个祠堂直至新中国成立后办泥桥街小学时，格子门后边的牌位仍没有变动过。至于泥桥街原来是条河的说法在清方志中倒有过陈述，但何时填没成了泥桥街无史料可查。

卢氏家族的宅第巨大，其后人多有谈起，至于卢氏藏书及家境败落的原因，都说是几次大火烧了房屋，也烧了藏书楼。在卢址以后才经历二三代，子孙们就偷了祖上的藏书，到上海城隍庙一带书摊上去换了钱享乐。到了清末民初，见到的都是几次火烧后新建的二层楼房，临石板巷西边，君子街北面仍然是卢氏后代居所。新中国成立后，君子街18号内还有三房卢氏后人居住在新建的民宅里。卢根庆、卢杏芳先生等感叹卢氏这么一个显赫的大家族，说败就败了。当时仅有第一个大厅堂尚在，第二个大厅堂已为新建二层楼房的祥记木器店作了木作工场。在原火烧场基上依次建了鹿城旅馆、益康木器店、大陆洗染店、坤记木器店。而在石板巷对面的空旷之地先建有聚茂药行，后又建有元利药行、大乙斋中药店，还有一家专门制作精致考究的百工轿、千工轿的文元木器店。而卢氏祠堂南面空旷的地方，西边成为文元木器店的木材堆场。而其他空地分别被元利药行和大乙斋药店所占用建了仓库和晒场。这时候，砌街的延伸段仍只是到碶闸街为止。

1928年前，这条街与西边的三法卿之间尚有一段路被当时的天主教堂教产所阻。宁波城内有好几个天主教堂，历史上较早的是江北天主教堂，而城内规模最大的是药行街上的天主教堂。其土地面积东起碶闸街，直至大来弄。北自英烈街起，直至南面的桑园弄。建筑精致又宏伟的教堂东边有一栋二层建筑，这是牧师、修女们做功课和休息的地方。教堂前面是一个大草坪，两侧周围栽有一圈无花果树和几棵高大的广玉兰树。教堂西边建有给教堂打杂工的人员住的平屋，还有一个较大的花圃。教堂南面，走过草坪后是长长的一排二层楼房建筑。靠东面一幢是育婴堂，专门收留被遗弃的小孩。西边一排房子是教会办公的地方。后经市政府与天主教会协商，为便利市内交通，把教堂前的大块草坪中间留出一部分作为贯通药行街之用，并在街两边留有人行道。从此以后，东起东津浮桥，西至开明街的一条长200余米的大街才真正形成。1928年，这条街上已有中药店、药行50余家，鉴于这个情况，被市政府命名为"药行街"。为安全考虑，天主教堂临街还筑起了门楼和围墙。新中国成立后，药行街南边西头的建筑被改造成为宁波工人医院，东头原育婴堂改建为市图书馆，其余空房为宁波市轻工业局、手工业管理局和重化局办公所用。

到了20世纪90年代，城市改造中，又一次把药行街直通至

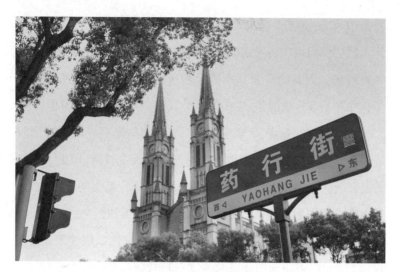

今药行街

镇明路，与柳汀街相接。这就是药行街形成的百余年的历史，只可惜如今这么长的一条药行街上，只留下了一家同仁堂中药店，呈现的却是现代化城市的风采。

药行街中药业的衰落

一条闻名海内外的中药材专业商业街,在短短的100余年后说没就没了,不仅老药行街人甚觉可惜,而且一直与药行街人做生意的绍兴、杭州、温州、上海人讲起来都为之叹息。

说到药行街没落,其实就是"药行街"已名不副实了。原来的59家药行、药店,至1956年工商业社会主义改造时,能支撑下来的已不多了,仅举一例,据有关资料记载,在改制过程中有一个标准,商店资本必须达到2000元。而此时,资金能达到这个标准的,不过30余家,原明德堂老板核算下来,资金竟不足1000元,还得四处借钱,才够"改造"的门槛。

药行街的衰落,首先要追溯到日本军机猛烈轰炸宁波的时候。1938年,日本军机开始轰炸宁波,其轰炸目标是江北火车站和沿途的铁路运输线。首先遭殃的是民国初刚建立起来的鄞县高级工业技术学校,以及附近的商店民宅。当时军机轰炸正准率不如现在那么准确,有时炸弹一直炸到江厦街、东门口一带,崔衙街上的冯存仁中药店、东门的福建人建的天妃宫和沿奉化江一带

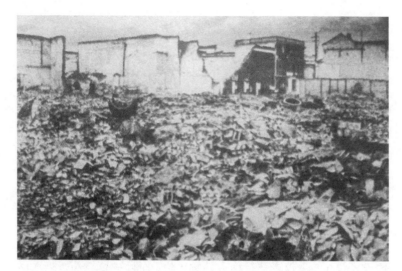

1949 年被轰炸后的江厦街

的商铺首先被炸,时局顿时动乱。此后,日军又发动细菌战,开明街、小梁街、大梁街一带遭受了严重的鼠疫灾难,国民政府救灾无方,干脆在疫区外围建起隔离墙(木栅),一把火烧之,受到市民谴责。

　　日军占领宁波后,日本特务、汉奸横行,百姓忍气吞声,百业萧条,交通阻断,许多药材采集无门,造成药材市场上不少名贵药材断档,连常用的中药材也成为欠缺品。宁波是浙药的重要产地之一,由于日军对农村尤其是宁波三边的山区实行封锁政策,不但影响了药农的收入,更对药材市场造成严重影响。受货源影响,不少小本经营的小药店、小药行都处于关闭和半关闭的状态。不少药行街上的药店、药行老板纷纷躲进里山避难。1938 年,恒茂药行从云贵川进了大宗药材,从上海用小火轮运输至宁波,谁知刚出上海吴淞口就遭日本军机轰炸，不慎触礁沉没海中，损失惨重。

1945年8月15日，日本宣布无条件投降。9月15日，占据宁波的日军正式向国民政府驻军缴械投降。战争结束，工商业理应复苏，但国民政府坚持打内战，为支撑浩大军费，当局加大苛捐杂税，滥发货币，形成恶性的通货膨胀。又在金融上采取违背人民意志的政策，民间所存黄金一律由中央银行收购。原本的钱庄、银楼也一律停止黄金交易，这一系列违背金融经营的政策，彻底扰乱了金融市场。结果造成江厦街上，不少规模相对较小的银楼、钱庄经营困难，纷纷倒闭。而药行街上大大小小的药店，因在钱庄里贷不到款，严重影响了日常经营。又因内战爆发，各路采购药材渠道受阻，造成中药业资源枯竭。那时，货源不足严重到了抓一帖普普通通的中药也凑不齐，害得药店伙计满街去采办药材。而内战不断又造成药材在运输过程中频频发生意外损失。1948年，航行甬沪航线上的江亚轮沉没。宁波恒茂药行的大批药材刚巧在这班轮船上，其中有不少价昂珍贵的药材，全部浸没于茫茫大海之中，损失惨重。这场劫难让恒茂药行损失了一大半资产，以至于苦苦支撑到新中国成立前就宣告歇业。歇业后，将库存珍贵药材送至上海童涵春、雷允上、蔡同德药店出货，以维持一家平常生活。

又因抗日战争胜利后，原驻重庆的国民政府官僚、军人们大量收购云贵川产的珍贵药材，至南京、上海后，把这些药材投放市场，一下子压得原来高价收购珍贵药材售卖的药商亏了血本，而他们却赚得钵满盘溢,严重扰乱了上海、杭州、宁波等地药材市场的正常运营。而亏损严重的只能歇业,自叹这时的生意难做。

1949 年,宁波解放后,国民党军队败退至舟山一带海岛上,伺机再反攻大陆。为了阻止人民解放军解放舟山一带岛屿,于同年 9 月派军机猛烈轰炸灵桥,以破坏交通线。殊不知第一颗炸弹就落在石板巷口对面的聚茂药行,附近一带瞬间成了一片废墟。接着又炸在元利药行泥桥街一带住宅附近,这里大多是药行街上的大小药店、药行的药材仓库,一下子让药行街上多少药商损失惨重。据估计,从 9 月始连续 4 个多月的大轰炸之中,药行业损失最大。原在东渡路上的赵翰香居、隔壁的冯存仁,都遭了灭顶之灾,江厦街一带成了一片废墟。2022 年上半年,药行街上的原大昌药行老板现已近 90 岁的女儿和女婿回忆说,那个时候,说不准什么炸弹就会落下来。她说父辈创办的大昌药行,就毁在大轰炸中,一颗炸弹就削去了他们家二、三层楼房,亏得当时人不在,后排药材仓库也被炸塌,造成的损失无法估量,从此歇业关门,一家子都逃到乡下去避难了。更惨的是,有一天上午八九点钟,正是宁波市民去大世界菜场买菜的时候,突然爆炸声响起,头上飞过的国民党军队飞机像一片乌鸦一样。刚巧在药行街头里有一家规模较大的太和酱油店,人们一拥而入这家月洞门店面,直往宽大的店堂里避难,殊不知几颗炸弹下来,正中了这家酱油店,在剧烈爆炸声中,满天是小木头、衣服残片。据说,这次被炸死的市民有三十几个,受伤的有七八十个,真是一片恐怖。

这次轰炸,宁波市政府和驻军没有一点防备。灵桥门上、东渡路上和药行街上所有店铺都关门歇业，大家纷纷逃往乡下避难。从 9 月至 12 月底 4 个月内，国民党飞机轰炸灵桥就造成 150 多人死亡，受伤者无数。有胆子大的，爬到上面去拾散落在屋顶上的炸弹弹片，一下子能拾到两大竹篮。这次持续几个月的轰炸，让药行街上剩存下来不多的中药店、药行遭到了灭顶之灾。

直至 1956 年，宁波工商业社会主义改造时，只剩下了十几家店家。所以说，国民党的空军轰炸灵桥造成了药行街上中药业的巨大创伤，从此一蹶不振。一条享誉江浙一带，甚至全国的中药专业商业街从此衰落了。1956 年之后，全市仅存大乙斋、冯存仁、寿全斋三家中药店。至 20 世纪 90 年代，大乙斋也不知什么原因消失了，药行街已成为徒有虚名的大街了。90 年代后期，在药行街又办起了著名药店"同仁堂"，但此同仁堂已不同于最早在药行街上开办的同仁堂了。

药行街上
药商们的故事

康甫先生与上海雷允上药店

　　说起康甫先生，宁波药行街上大小药店的老老少少都知道，他是老实人。不仅如此，连街上家具店、小木作店、牛皮店、藤器店、碗盏店和广货店等商家都称赞他为人正直、老少无欺、诚信经商、贫富同待。由于他在四十几岁时患中耳炎，坏了鼓膜，有点失聪，大家都称他为"聋彭先生"。他子承父业，诚信经商，在宁波乃至上海、杭州、温州、绍兴中药界都有一个好名声。

　　康甫先生为鄞县雅渡村（今海曙区石碶）周氏家族之后，据《雅渡桥周氏宗谱》所述，周氏起源于姬氏，初发于陕西，东周时成为巨族，以陕西和河南为两大中心。秦汉时期，周氏族人开始向河南南部、江苏北部迁移。魏晋南北朝时，北方战乱，周氏人口进一步南迁。康甫先生祖先曾任凉州节度使。宋明之后，周氏家族多出文人。雅渡村周氏先有著名词人周邦彦（1056—1121）任明州知府，后有周必大（1126—1204）为南宋左丞相。明、清及至民国初，雅渡一村具为周氏族姓。直至晚清、民国时，大多外出经商。雅渡村原有新旧祠堂各一，直至该地块拆建才消失。康甫先

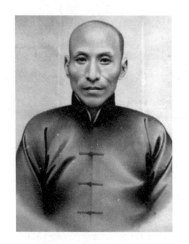

周咏宸

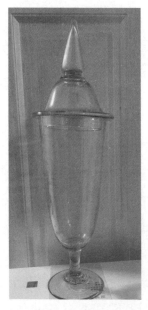

清时开业的恒利参行参瓶

生先祖周芝荪曾研究药理,于石碶船埠头开设中药铺,为乡人服务。又叫其子周咏宸至宁波,在宁波一家开业最早、市内最大的宝和药行学习中药经营。三年后,周咏宸与师弟蒋羲卿约定,蒋羲卿在石板巷开设懋昌药行,自己则在沙井巷创办恒利参行,为当时甬上三大参行之一。民国初遭小人陷害说其偷税漏税,过去叫"敲竹杠",被罚去大半家产。遭此打击,不久得病而亡故,年不过五十,留下妻子和三个儿子。其妻为冯氏家族后人,叫冯瑞云。其悉听蒋羲卿的建议,关闭了恒利参行,不久,重新开张恒茂药行,在其三子康甫夫妇打理之下,一跃成为甬上四大药行之一。

康甫先生从小聪慧勤学,为人诚恳,尊敬师长,孝顺父母。他自小跟随父亲学习辨识人参,学习药理。父亲亡故后,由于长兄经营中药亏损无剩,二兄去上海经商不久因病亡故,作为三子的他,挑起全家的经营和生活重担,

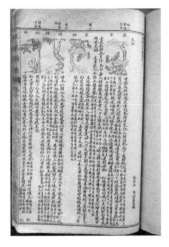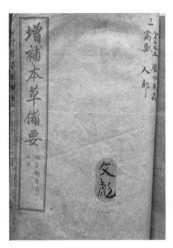

恒茂药行存《增补本草备要》

一边向师叔蒋羡卿学习中药经营之道，一边认真学习家藏的《本草纲目》《本草集要》和清时药物学家汪昂撰编的《增补本草备要》，努力研究中药炮制和制剂技术，独创恒茂自制"十全大补膏"和"枇杷膏"等膏方品牌，所花功夫顿时有了收获，从此恒茂药行名声大作。

康甫先生目光远大，见药行街这么多的中药店和药行竟无一家经营名贵中药，特派遣行里职员陆先生上东北收购优质人参、鹿茸等珍贵药材，入川广等地采集藏红花、羚羊角，又至云南、贵州采购枫斗、厚朴、杜仲和白药，尽倾举家资金，购得别家没有的大量珍贵道地药材，为满足市内外各地药商所需药材，也为本行储备足够的药材打下基础。同业者闻之，十分钦佩康甫先生敢作敢为的经营大气派。及至宁波解放初，药行内所藏的一箱箱枫

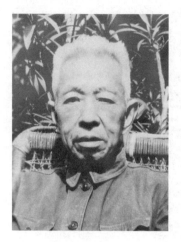

康甫先生晚年照片

斗和一盒盒包装精致的羚羊角片，大多为在沪的各大著名中药店所购。做生意有时也要碰运气，有一次一位穿着阔气的中年男子臂挟一蓝布包袱上门询问，你行要不要这货色，边说边慢慢解开包袱，只见得一对犀牛角，康甫先生眼睛一亮，这是一对罕见的未经雕琢过的正宗货色，一般说，有瑕疵的犀牛角常被雕成犀角杯，为富豪们所收藏。而质地优良的犀牛角被加工切片成极其珍贵的中药材。来人也不多言，只伸出三根手指说，如可以的话，这对犀牛角就转让给你了。康甫先生拿起这对犀牛角观望良久，心里想，这一定是一家望族遇上难事，急于出让家中所藏宝贝，就决意收下，毫不还价。这可是三千银圆啊！但能不出远门就收得这么好的一对犀牛角也算是运气了。他当即开了银票让卖者去钱庄取钱。事后，康甫先生立即到懋昌药行找师叔羡卿先生询问，羡卿先生看了这对犀牛角，笑颜大开，说："康甫啊，你可发大财了！不过你要请个好师傅，精细地切好片子，送到上海几家著名药店，定能卖个好价钿。"康甫先生听了自然高兴，于是请了市内切片高手加工，将犀牛角切成一方方薄如蝉翼、近乎透明的片子，又经精心包装，叫其长子先后送至雷允上、蔡同德、童涵春等大店。这些店家都十分高兴地出高价收了货，因为在当时犀牛角片早已是稀罕而珍贵的药材了。光这笔生意，康甫先生就赚得盆溢钵满。

康甫先生不仅与宁波慈溪人在上海开设的蔡同德、童涵春、赵翰香居和苏州药商开的雷允上关系密切，日常生意你来我往，而且与雷允上的关系尤为密切。康甫先生内人严爱月的表兄毛定山的妻子正是宁波西门外大新桥下人士柴之香之妹，柴之香的续弦正是苏州人氏，与雷家有世交。再说柴之香的父亲与朋友并股共同创办呢绒绸布庄信大祥，后迁移至南京东路，与宝大祥、协大祥合起来，被人们称为上海呢绒绸缎生意巨头"三大祥"。有此关系，康甫先生的恒茂药行与上海著名的中药店雷允上的关系尤笃。加上康甫先生诚信经商，凡送至雷允上的珍贵药材件件货真价实，以至成为雷允上的主要供货商，两家交易长达30余年。

雷允上国药号，原出于吴门学派的诵芬堂。清雍正十二年（1734），吴门名医雷大升，字允上，在苏州阊门内专诸巷天库前周王庙弄口开设诵芬堂中药铺，始创雷允上药业，至今已有近300年历史。清乾隆元年（1736）又以雷允上名医身份挂牌坐堂行医，集医、药于一身，并有《金匮辩证》《要症方略》《经病方论》《丹丸方论》等典籍。由于雷大升医术高明、治病有方，自己研制的成药疗效显著，于是"雷允上"名声遍满苏州，蜚声杏林，在中国医学史上占有重要一席。苏州历代名医辈出，至清乾隆年间（1736—1795），由唐大烈将苏州地区名医的医论汇编成《吴医汇讲》一书，从此温病学派的代表"吴门医派"美名远播。温病学说明确提出温病不同于伤寒，从理论上到治法上都有独到的主张。

并且以此医理为出发点，雷允上自立配方，创制六神丸、香菊感冒颗粒等中成药，经200余年的实践应用，在治疗温病上独辟蹊径，成为温病学派成药开创者，从而名享天下。

雷允上是叶天士的同门师弟，两人均师承王子接（晋三），在医药学术上受叶天士的影响较大，叶天士在辨证论治方面确立了温病学说的诊断法则，这对雷允上在医术和药理上的认识帮助很大。雷允上不仅精通医道，而且擅长修合丸散膏丹，主攻时疫急救药和以道地药材为原料独自炮制的、多发常见病的治疗药，因此，雷允上治病救人的丹丸"为时所重"，在民间被视为救命药。雷允上自制的中成药有六神丸、行军散、痧药蟾酥丸、玉枢丹、辟瘟丹等，蜚声海内外。雷允上以毕生精力经营诵芬堂达40余年，在其制药卖药的生涯中，民众把雷允上医名与诵芬堂铺名连起来称为"雷允上诵芬堂"。清乾隆四十四年（1779）雷允上逝世，其创立的雷允上诵芬堂老药铺，通过数代的传承和创新得以蓬勃发展。

清咸丰十年（1860）太平天国军队进攻苏州，城内一片混乱，药店因无法营业而关闭。雷允上后裔不得不迁址于上海法租界兴圣街（今新北门永胜路）东江弄口开设药店"雷诵芬堂申号"。后太平军败退，雷氏后裔又重新在苏州原址开设诵芬堂药铺，但上海开张的药铺仍旧保留，至此，形成了以苏州为总号、上海为分号的雷允上药铺的格局。民国十一年（1922），雷允上依法收执"九芝图"商标注册证书，这是我国中药业最早的注册商标之一。在上海，雷允上药业已发展出拥有十几个门类、几百个品种的庞大的中成药体系,与北京同仁堂齐名于海内外,时有"南有雷允上,北有同仁堂"之说。1954年,雷允上药业生产的"六神丸"配方被国务院绝密档案库保存,成为国家保密产品、国家中药保护品种,曾三次蝉联国家质量金奖。如今,上海的雷允上凭借其海内外广阔市场的优势,反客为主,盛名举世。近300年来,历代雷允上传人,谨记"聚百草,泽万民"之祖训,承吴门医派之精髓,选道地药材,遵古法炮制,精益求精,创新了一批组方精当、功效显著的名方名药,成为家喻户晓的名优中成药。2008年,雷允上六神丸被列入国家级非物质文化遗产。2011年,雷允上药业被评为"中华老字号"。2012年,"九芝图"被国家认定为国家驰名商标。雷允上所炮制的一百余种中成药,尤其是"六神丸"和"健延龄胶囊"一直深受广大消费者青睐,享誉海内外。

康甫先生主营基础中药材的批发生意,雷允上正需要大量的道地药材,再加上两家的亲缘关系,合作一直相当融洽,甚至互送货物后无须立即转账,到了一季、半年甚至年关才结账,可见两家的互信程度。恒茂药行还成为雷允上的中成药的经销点。恒茂药行生意兴隆,除了羲卿先生了解其中的奥秘,药行街上这么多的中药店、药行都十分羡慕康甫先生做生意的本领。

到了民国后期,多年来一直是中药材集散地的药行街,经营情势逐渐走向衰落。宁波无论哪家药店药行,进货发货的交易量明显下降,各家药店都感觉到生意难做了。1948年,恒茂药行出巨资进了一大批药材,经由往来沪甬的客船江亚轮运输到宁波,没想到船才驶出吴淞口不远,江亚轮突然发生爆炸,很快就沉没了。康甫先生一得知江亚轮沉没的消息，赶紧跟他的老伴说："赶快打电话给信章。"一边嘴里念叨着："倒糟，倒糟！"（宁波老话：运气坏）等知道大儿子因一套西装还没有做好，没有坐同一班轮船回甬，心里总算踏实一点。一会儿嘴里又自言自语："倒糟，倒糟！"毕竟是这么大的一笔损失啊！恒茂药行几乎失去了大半家产，外加在上海各家药店进中药都是以赊账的形式，到了日子还要去结账的，此时康甫先生心中实在是烦恼。他急着写信给在银行工作的长子，嘱其赶忙贷些款，又叫在宝大祥工作的老二也设法筹集一笔现金，分别去各买了货的药店结清货款。老二由于所筹款项尚不足以结清雷允上的货款，没有办法只得与刚结婚不久的妻子商量，拿了金银首饰去当店换了现金以补不足。等老二到雷允上去结账时，雷允上老板说："康甫先生这次倒了大霉了，何必这么急来结账呢！"老二向他转述父亲信中所嘱，即使倾家荡产也不能欠老朋友的账。由此可见康甫先生做生意的诚信，也看到雷允上与康甫先生关系之密切。

亏得恒茂药行还存有不少珍贵药材，光是整箱的枫斗就有好几箱，包装精致的羚羊角片也存有不少，但单靠宁波市场是兑不了现的，还是要送到上海出货，就叫在沪的两个儿子多奔奔脚头，尽量把存货推销出去，以还清赊账，还要维持日常开支。

康甫先生本性善良，其夫人严爱月亦然。有一年，一位朋友领来一个看起来不过十二三岁的男孩。那时刚及年底，天气特冷，只见该男孩冻得脸上发紫，直哆嗦。这位朋友说，这小孩父亲早早过世，母亲近日又去世了，家中无依无靠，可否请先生收留下来做个学徒。这时，康甫夫人刚好递上热茶，听到此话，连忙说："别说做什么学徒了，这么小的孩子该上学就上学，就与我家小孩一起做个伴吧。"康甫先生听了夫人一番话，心里也觉踏实了。得知小孩只有姓和小名，却无真正的姓名，康甫先生就说："我不改你的林姓，给你一个名叫'贤章'，字'文彪'。"意思就是期望他长大后做人要讲贤德，而作为男子汉做事要果断、大胆。然后，一直供他上学到初中毕业，康甫先生又给了他一本家藏的，清时药物学家、名医汪昂先生编的《增补本草备要》，要他好好读来，字字记住，既要结合实际用药的药理，还要牢记药的外观、价钱等，有

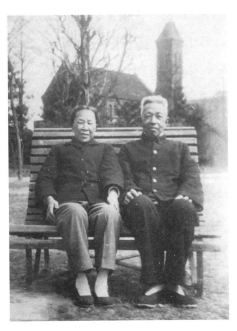

周康甫与夫人严爱月合影

不懂的就好好问问同行。还再三嘱告，药能用来治病，但也会误用致命，做药材生意千万不能出错。贤章听来，一一记住，还拿零用钱去刻了两方印章，盖在该书封面上。这孩子聪慧识理，不过一年，就掌握了药材经营的常用知识，还认识了不少药行街上中药店的老板和伙计。康甫夫人也是个心地善良之人，平日里对他生活的照料无微不至，还请裁缝上门专门给他做了几套一年四季的衣服，长衫短袍，一式俱全，把他视如己出。贤章也十分懂事，知道江亚轮船难给行里带来严重的经济困难，提出要自己独立去做生意，以免加重先生家里负担。康甫先生夫妇再三劝说挽留，可他去意已定。康甫先生见状，只得应允了他，叫伙计先在附近给他租借一所住房，以便日后照应。后来听说他在城隍庙附近戏院做炒货买卖，日子也过得稳当。殊不知，才过两年，当地居民会干部来说，贤章因突然咯血不止而亡故，年仅26岁。听了这消息，康甫先生夫妇心中甚是悲伤，又赶忙带伙计去了他的寓所处理后事。等一切都小理妥帖，康甫先生夫妇心里虽然难过，但也觉得对得住他了。这件事，从头到脚，整条药行街无人不知，都说康甫夫妇是菩萨心肠。古人说"善有善报"，康甫夫人百岁寿诞之时，在凤凰剧场门口拍一百余人五世同堂的家庭大合照，《宁波日报》《钱江晚报》、宁波电视台、浙江电视台等众多媒体云集，上海电视台、东方电视台也作了报道。

1949年，宁波解放不久，遭到国民党军队飞机的狂轰滥炸，第一颗炸弹就落在石板巷口对面的聚茂药行，一下子一大批街面房子成为一片废墟。一年有余的接连不断的轰炸，让刚有盼头的市民们纷纷逃到宁波周边山村亲友处去避难,宁波整个城市无商可经,一下子瘫痪。为了求生机,到了十月份左右,就在白天被炸得无一所房子的灵桥北头、奉化江畔大道头一带,不少商人点着汽油灯和乙炔灯在坑坑洼洼的地面上铺一段草席,摆上商品,相互交易,居然形成了夜市。五十多岁的康甫先生也带着两位伙计去奉化江边摆药摊,直到后半夜两三点钟。收了摊,还要回雅渡村老家过夜。这段日子可真的是艰苦。

卖完库存,康甫先生离开中药行业,到一家民办企业当了一名统计员,直至退休。整条药行街的人都为之感叹和深感无奈!

懋昌药行与崴卿先生

　　说到药行街上的药行、药店，不得不说藏在小小石板巷里的著名药行——懋昌。这条小巷共有 4 个门牌，靠西的一边是 1 号、3 号，靠东的一边是 2 号、4 号，除了小巷巷头的一个土地庙，其余的都属懋昌药行。懋昌的正门不大，一扇四尺来宽的石库门，一进门便是一条窄窄的走廊，没走两丈，正面就是药行的账房。走廊左边是库房，右边除了几间会客谈生意的平房，其余全是晒场和仓库，一眼望去，倒也十分有气势，是名副其实又老又大的药行底子。靠南一边的山墙是临君子街而砌上来的，高墙中间还有两扇铁皮包的大门，打开门迈过石坎就是东西走向的君子街。原来这大门就是药行进出货物的边门。过去中药材大多是走水路，这君子街穿过狮子街便是九如里，一出九如里就是灵桥路，灵桥路往南走百把米就是宁波市中心十分重要的一个船埠头——濠河头，这是内河和外海通往市内的终端。

　　懋昌药行经营的药材来路甚广，有来自东三省大小兴安岭的人参、鹿茸、鹿角等珍贵药材，还有来自宁夏的枸杞，山西的党参、黄芪，这些重要药材大多经海路运输而来。从福建、广东、江西、湖南来的药材也大多由水路来运输。这大包小包的药材，内行人一看就知道来路：凡是用芦席包的，是北边来的货；凡是用麻袋布或竹篾包的，就是来自南边的货；来自云贵川的，多数也是用篾席包装的。当然，珍贵药材也有用木板箱包装的，更有甚者是用白铁皮箱装的，如虫草、雪莲、红花、羚羊角、牛黄等等。懋昌药行做的是大宗批发业务，进出的药材数量都比较大，所以选石板巷做正门，在君子街再开个进出货的边门，是很有道理的。

据相关资料记载，仅民国十三年（1924）一年，懋昌留在账本上的营业额就达三十万两银子，从这一惊人的数字，足见其药材批发量之大。

说到懋昌药行，就不得不说一说在甬上享有盛名的羿卿先生。羿卿先生姓蒋，与恒茂药行的创始人周咏宸先生是师兄弟，同是原宁波最大药行宝和药行老板的高徒。清末民初，由于子女不擅管理，且诸多子女间多有矛盾纷争，宝和药行这个曾经甬上最著名的第一大药行就衰落下去，不久就倒闭了。其时，蒋先生就在石板巷办起了懋昌药行。

羿卿先生不仅在甬上中药业享有盛誉，就连在绍兴、杭州、上海一带，业内人士一提起他也都会竖起大拇指，啧啧称赞一番。要问他为何有那么大的名气？完全是因为他有一双识别各档药材的火眼金睛。多达上千种的中药材中，随便哪种，只要取一小撮放在手心里一掂量，或用眼一看，或在嘴里微尝，他就能分辨出货色质量的高低。拿再普通不过的白菊花来说，他一眼就能辨别出是产自安徽滁州的滁菊，还是产自省内桐乡的杭菊。更有奇者，同是杭菊，他还能区分出是长在路边的，还是长在山脚边的。个中奥妙只有他自己明白。在辨别高档药材时，他照样有这个本事。譬如说牛黄，他只要放在手心一掂量，再看看颜色，就能区分出是牦牛的牛黄、水牛的牛黄，还是黄牛的牛黄。论质量和药效，黄牛牛黄为上，水牛牛黄次之，牦牛牛黄则属下货。就凭这身本事，在中药业界几乎无人可与蒋先生匹敌。当然，这么一身本事的背后，则是他一辈子的奔波和劳累所累积的经验。

初次见到蒋先生，一般人根本想不到这样一个人物能有这么高的水平。蒋先生身高八尺，体态细长，偏瘦，背微驼，鼻子略挺，有一双灼灼有神的眼睛，微凹的眼眶里深藏着两道能看透世事的目光，乌亮有神。他说起话来微喘，这是年轻时长年累月、天南地北地采办药材的劳累所致。他一年四季跑东北，下两广，去青海、宁夏，还进云贵川等高原地区，到各个中药产地看货办货，风餐露宿，忍冻挨饿，时常还会遇上毒蛇野兽，经历之艰辛，非常人所能承受。但就是经过这样长期的实地采办，他才学得一手好本领，磨炼成一个熟谙药道的高手，从此在甬上中药界占得一席之地。

后来虽然已成为大药行老板，但羲卿先生还是常常北上南下，亲自料理药材采办的事情，既到东北深山老林办货，也去大西南瘴气弥漫的地方看货，一出门就是一两个月，一年到头着实辛苦，为此他得了终生没法根治的哮喘病。原本高挑精神的人，由于长期受哮喘折磨，早早驼上了背，两边脸颊常常是暗红色的，平时与人说话，也显得很吃力。到了老年，连一句话也说不全，中间总要歇一歇,换一口气再接着说。

因为有这一手识药辨药的好本事,新中国成立后公私合营,蒋先生成为宁波中药材公司资深的供销人员,一直忙到86岁才真正退休。1956年,懋昌药行与别的中药店一样经历了工商业社会主义改造。整改后的第三年,懋昌药行所在地进行了彻底改造,原来的房子全都被拆除,包括药行南面八间仓库,还有原来的宽阔的晒场,足足有四百多平方米。以后就在这个场地上,办起了宁波市第一家中药制剂厂,蒋羡卿先生又成为药厂供销科的主将。没过多久,八十多岁的羡卿先生又被调入中药材公司,进一步发挥他的特长,培养一批采购药材的年轻人。说实话,采购药材全靠识货的眼光,这得靠自身长期积累的实践经验,光是比较一下现成的药材来作讲解是起不了什么作用的。为了让年轻人尽快熟悉业务,八十多岁的羡卿先生亲自带着十几个年轻人,到川广云贵跑了两个多月。这次身体力行的讲解,让年轻人真正懂得了采购药材的艰辛和不易。就是这趟行程,彻底把蒋先生累倒了,回到宁波不久就大病了一场。86岁那年他提出了退休。说是退休了,但在平常的日子里,仍不得安宁。时不时地,总会有年轻人来上门请教。蒋先生总会边喘着气,边慢慢地讲解,还一边比画着。直至93岁过世,蒋先生真是药行街乃至宁波市识别中药材的活辞典。

蒋先生的过世使甬上中药界失去了一个十分难得的人才。此后几十年至今,还未听说过有谁在辨识药材质量方面能出其右的。

范文虎与中医学研究会

范文虎（1870—1936），鄞县人氏，为宁波著名儒医，名赓治，字文甫。始初为宁波西门外（今海曙区）人，由他写对联署款用的一枚印章"鄮西范氏"可见。后迁江东砚瓦弄。

范文虎出身儒医家庭，爱好读书，聪明过人，弱冠即考为县学贡生，后因触犯礼数，被革去"前程"。平日里身穿明朝服饰，以示与清廷决裂。常以宋时范仲淹语"不为良相，即为良医"自勉。从此专心学医，终成大家。初随其父范邦周学习疡伤外科。后游学扬州时，遇高僧指点，授以经方，并告以望舌察色之法，医术大有长进。有《鄞县通志》称道范文虎医技："初擅疡伤，继专精内科，主古方，好用峻剂，患者至门，望见之，即知其病所在，投药无不愈。"范氏学医，注重经典，对张仲景伤寒论尤为推崇。他认为学医者宜食古而不泥古，酌今而不背今，应该视病人疾患，对照古方，有所继承，也要区别各种疾患有所发现，有所创造，不拘一家之言，而应博采众长，兼容并蓄。范文虎依仗其从小积累下的深厚的文化底蕴，把古代众多名医的辨证论治运用自如，得心应手。由于他学识渊博，医术高明，胆大心细，又用方谨慎，因此在诊断疾患时，能洞察细微，疗疾如神。凡病家服其方药，往往能豁然而愈。于是，其名望日隆，成为清末民初宁波中医业界之翘楚。范文虎用药，针对性强，处方时往往不过五六味，甚至少至二三味，恰到好处，真正做到对症下药。他主张医者治病首先在于诊断正确，处方应重则重，该轻则轻，必须随机应变，不可泥古而一成不变。

中医诊脉，关注病人心理，重视阴阳、虚实、寒热、表里结合。范文虎也是一样，他认为人和自然界有密切关系，加上家庭、社会因素，从而产生七情六欲，旦旦而伐，遂成疾患。范氏诊断、处方，为一般医家、病者所骇闻忌用。他却能虚则实之，寒则热之，用之得当，效如桴鼓。如吐血之症，中医多用凉药，但血得凉寒而凝结，反致瘀血妄行而外溢。范文虎独喜用附子理中汤，温中而止血；或生熟地方，以滋阴而止血。

民国十六年（1927）夏，宁波突发霍乱，流行很快。救命如救火，范文虎用王清任《医林改错》中解毒活血汤治之，并用同一医书中急救回阳汤兼治霍乱。根据症状不同，用药迥异，病者如有吐泻，脸色发绀，脉象伏沉，则以治疗血分着手，采用解毒活血汤；如患者冷汗多，亡阳，则以救阳为重，采用急救回阳汤。此即范氏所谓辨证论治。

范文虎带有徒弟50多人。他教导弟子，给病人治病首先要观色、切脉、询问等，在全面了解病情之后，才能确定病症，谨慎处方，这就是中医五官并用的基本功夫。范氏更重视学生学医的医德养成，而且常以自己对待病人的品德为表率。他所带的弟子，如吴涵秋、余吟观、徐炳南、王庆澜、林友源、冯忠琦、赵炯恒等，先后成为民国时期及新中国成立后宁波中医界的名医。

与范文虎接触不深的人，都以为范文虎性情怪僻、玩世不恭，实则范氏蔑视权贵、同情贫苦、医德高尚。他常免费诊疗、施舍药物，无沽名钓誉之心。时人因其狂放不羁，名之为"大糊"（宁波人指的是疯子），范亦笑而颔之，还自号曰"古狂生"。地方土豪官僚，因慕其名，信其医术，有时也不得不放下架子以礼相待。据传山东督军张宗昌，曾因人介绍请范出诊。范文虎诊脉后处方毕，张嫌其用药太少，案语简单。范文虎毫不客气地说："兵贵精，将贵谋。"语讽之，是说乌合之众虽多何用。堂堂一督军，面对一介儒医，亦无可奈何！

有一次，一位乡绅来就诊，范文虎诊脉观色后，就开了药方，那位乡绅见了方子嫌处方药头欠重。范文虎笑着说："要不，我把城隍庙前两座石狮子给你开上？"说完哈哈笑之。

与此相反，范文虎对贫贱之交，贩夫走卒，深为同情，并乐为解囊。对病人中赤贫无告者，往往不收医金，并在处方笺上加盖私章，嘱其至某某药铺取药，不必付费。范氏尤与药行街中几家较大的药行关系甚笃。元利、懋昌、恒茂药行不仅常邀请其坐堂，更可凭范氏处方赊药。元利药行余楚生之父与范文虎关系甚好，之后，范文虎和余楚生关系更为密切，成忘年之交。

范文虎对贫穷患者一掷百金无吝色，而自己的生活却十分节俭，他性格豪爽，不修边幅，终生穿一件对襟长衫，一年之间只有布棉之别,头戴卷边铜盆帽,状甚怪异,不知晓的人看了,绝不会知道他竟是一位名享省内的著名中医师。但知晓他的人,见他从元利药行进去,就知道他在这里坐堂,不过多时,就会在明亮又宽阔的店堂里为病人诊脉。范文虎在江东自己的寓所还设有诊所,他的弟子大多在他的诊所中门诊,求医者甚多。然而,像他这样有名的医生,家中常无余资。每当年关,与药行街上赊账的药店、药行结账时,往往会罄其所有。他还自撰一联挂在堂屋正中:"但愿人皆健,何妨我独贫。"其为人豁达可见一斑。

范文虎承父业,终生从医。面临当时政府对中医横加歧视,百般限制,甚为愤怒。他当仁不让,为甬上中医业界请命。民国九年(1920),会稽道尹黄庆澜胡说中医不科学,公开扬言取缔中医,阴谋以考试来为难中医生。命题官出题乖舛,竟命题:"金匮论痰饮有四,其主治何在?"原文应是"金匮论饮有四,其痰饮主治何在?"范文虎见后,联合中医业界共起抗议,还亲自撰文驳斥。考试官自知理亏,停止了考试,此事才算平息。

这次风波以后,范文虎认清了形势,在西医发展盛况下,中医决不能坐以待毙,应随着社会发展,不断提高自身的中医理论和疗疾水平,在传承传统中医医理的基础上有所创新,有所发展。他鼓励同行不断总结医疗经验,加强相互学习和沟通,为发展中医事业各有所为。范文虎还意识到,应改变中医代代以师徒相传的做法,提出成立宁波中医学研究会。他的提议受到全市中医业界人士的共同响应,并一致推荐他为首届宁波中医学研究会会长,兼任教学职务,让后学者学会发扬祖国医学,代有传人。

接着又开办中医专业学校，培养中医医学人士，延聘当时甬上中医各科名医为教授，讲解医经和实用案例，正如现在所提倡的中医传统理论与中医实际诊疗经验相结合的教学方法，使学习者大为受益。范文虎这一举措开创了宁波中医学教育的先河。他的主张和做法受到了当时甬上名医，如王宇高、董廷瑶、庄云庐、吴涵秋等人的赞同和大力支持。只惜不久，范文虎患疾，又因年事已高，他主动辞去了研究会会长职务，推荐王宇高继任中医研究会会长职务，主持日常工作。范文虎不求名利，德高望重，深为业界所赞誉。

范文虎著述有《澄清堂医存》12卷、《范文虎医案》等，可惜毁于火灾。又有《外科记录》1卷，为吴涵秋所藏，余多散佚。民国二十五年（1936）七月，因患肺炎不治，病殁医寓，终年67岁。

莫说范文虎"大糊"，他实在是一个地道的儒医，善书法、诗词，常以文会友，凡社会名士、骚人墨客，多与交游。聚会时，或咏一题，或书一联，范实属个儿，众多膺服。书法宗二土，笔墨流爽；模仿梅调鼎，字惟肖，几可乱真，有人称其为"范调鼎"，其哈哈一笑了之。有求书者，辄一挥而就，工拙不计。范文虎留有诗稿一册，凡三万余言，三百七十余首。其诗真情、朴实、痛快、幽默，虽出一人手笔，而妙趣横生，读其诗如见其人，如闻其声。道德、哲理、社交、时局变迁，乃至家庭杂事，无不信手拈来，溢于言表，跃然纸上。范文虎根底深厚，思力甚健，善写长律、七律，多性灵之作，不加雕琢。

范文虎一生，对传承中华民族医学，颇有贡献。其医案传布，

范文虎书法作品

成为浙东之一流派。民国时期,中医学术未被重视,名医湮没,所幸有之。今范氏虽逝,而其医学不与草木同朽。范氏医案,虽今寥寥,但弥足珍贵。

庄云庐与鄞县中医公会

　　近 200 余年中，在名闻全国的以中药买卖为主的药行街里，据不完全统计有 50 余家中药店，其中有近 10 家经营规模不一的药行。药店与药行有什么区别呢？药店是零零星星按中医开的药方卖药的，而药行则是经营药材的采购和批发业务的。民国时期，宁波（当时叫鄞县）城中大大小小中药店，包括附近慈溪、余姚、象山、奉化等地百余家的中药店，绝大多数要向药行街的近 10 家药行批发进货。不仅如此，温州、绍兴、杭州乃至上海那些著名中药店，如童涵春、雷允上、蔡同德，也要来宁波进货。可见宁波药行的药材买卖业务之广。药行的批发量大至几百斤，少则几两几钱，这主要根据药店的经营规模来定，有时也由中医所开的药方中药饵的种类而定。有些小药店，经营资本小，不可能备足那么多货，尤其是稀缺、价格昂贵的药饵，如犀牛角、羚羊角、枫斗、朱砂等等，急用配方时，要叫伙计连忙到药行去配货，有些贵重药材配的量少则几钱几分。

　　药行街上五十几家中药店包括近 10 家药行的业务经营靠

宁波城南外数百名中医师的处方来维持。据民国三十几年不完全统计，鄞县、奉化、余姚、慈溪和象山有各门类中医师 300 余人，这包括有独立诊所的和在中药店坐堂的，医治不同疾病，如内科、伤科、儿科、妇科以及特殊病例。在那个年代，这是一支规模不小的医生队伍，这么多的医生绝大多数有自己独立的诊所，大多开设在航船埠头，市场热闹地带，或交通要道，都是考虑到便于患者就诊。

那么多中医师开设的诊所在药行街周围的便有 50 余家，在药行街中药店坐堂就诊的著名中医师也有 10 多人。在药行街附近的，设在碶闸街上的就有 5 家，其中最著名的是中医范文虎弟子王庆澜的诊所。开明街、大来街、咸塘街、大沙泥街、浩河头、县学街和英烈街上都开设有中医诊所。这些诊所开在药行街附近无非是便于患者在药行街众多的药店里买到药，无形之中，按现在的时兴说法，形成了一条中医药供销的产业链。莫小看这么一条供销链，它是当时宁波城市经济的重要一部分。

在众多中医师中，庄云庐先生是范文虎先生亡故后甬上中医内科中最资深的医生。他自有私人诊所于江东镇安巷，日常来就医的病人，常常早早在其诊所门前等候。他为人敦厚谦虚，说话和气，询问病况总是慢条斯理，仔细地诊脉，认真地观察舌苔，然后详细地问患者病况，最后才开出对症下药的方子，认认真真签上"庄云庐"姓名并盖上自己的印章。由于在中医内科上的长期积累，他医术精湛，博得同行的崇敬。他还常常受城内著名药行的邀请去坐堂问诊，如元利、恒茂等。庄先生有腿疾，出行不便，平时大多是坐在元宝篮里由两个伙计抬着去出诊,秋冬季节还要盖上一条小棉被。他身材高大,平时穿一件黑长袍子,有时还添上一件马褂,头戴瓜皮帽,常戴一副茶色眼镜,执一根手杖,自己走路显得有些吃力,但坐堂诊病一点也不含糊。他在中医界一直享有极高威望。

20 世纪 20 年代初,随着西医院的数量在市内不断增加,尤其是华美医院成立后规模不断扩大,西医的治病效果逐渐为市民们所接受。随着西医的发展,西药房也多起来了,最著名的是至今尚在的四明大药房。不久,市内先后又开办了保真医院、鼓楼医院,还有呼童街上带有慈善性质的秀宝医院(也叫呼童医院,后改名金铤医院)。除了西医院,城内还开办了不少私人西医诊所,如药行街上的蒋锷西医诊所。一时西医西药行业得到了快速发展。这对中医和中药界产生非常大的负面影响。为了维护中医药业的正常业务和自身利益,在原成立于民国初年的宁波中医学研究会基础上,中医师们共同发起成立中医公会,订立章程。中医公会成立时,共同推荐庄云庐为会长,兼任文书、监察委员,著名的董氏儿科董廷瑶、陆氏伤科陆银华为副会长,前宁波中医学研究会主要成员悉数留任。前宁波中医学研究会总干事周歧隐当选执行委员,兼任医报编辑主任。前宁波中医学研究会执行委员徐炳南当选执行委员,兼任医报编辑。当选执行委员的还有姚和清、王惠棠、钟英、高云豹、王蕴朴等。另有洪醉樵任监察委员兼审查科主任。任监察委员的还有严海葆、张志济、万鸿昌、陈枕珊等人。其中宁波董氏儿科代表人物董廷瑶任执行委员会常务委员，并任经济科负责人。鄞县中医公会成立时一致通过30条公会章程。公会领导成员和全体会员姓名、会务工作等汇编成册，由王宇高撰序。序言中充分肯定了由范文虎起头成立的宁波中医学研究会，以及前辈王在扬、颜伯卿、沈仰峰等诸名医生所做的工作，对发展宁波中医学研究所作的贡献。特别赞誉了范文虎把宁波各地星散的中医们聚集起来，为建树中医在宁波医学界的地位、为推动中医发展所作的卓越贡献。序中还指出民国十六年（1927），范氏弟子吴涵秋、包熊飞、万鸿昌、李宁伯和董廷瑶，谋重兴之嘱托，并告王宇高与庄云庐纂辑医报、制定章程等事务；特别要注意当时宁波西医余岩、胡定安之徒，蛊惑政府欲废弃中医之阴谋；全国医会二十二行省和南洋群岛会沪上诸300余会500余人，以宁波中医协会与吴涵秋、董廷瑶、包熊飞、徐炳南一再去沪，与盟力争胜之，而会内负责人庄云庐与宁波各县，慈溪、镇海、奉化、象山之医士闻声，与会者滋益，人员扩大至300余人。序中所述，当时中、西医竞争之剧烈，而通过同人的共同努力，终于取得胜利。序中还指出根据中央政府决定，宁波改为鄞县，因排除了其他各县的中医师成员，仅保留了鄞县籍成员251人。根据中央政府指令：西医为西医公会，中医为中医公会。因之前宁波有中医学协会，至此并合为鄞县中医公会。序中明确了公会成立于民国二十二年（1933）十二月。序中透露了当时中西医纷争之剧烈，最终为中医立足争得了权利。公会成立时共有中医会员三百四十余人，会员的私人诊所分布在鄞县各地，甚至在象山、奉化、余姚、慈溪、定海等地。公会选址在灵桥路2号，君子街东头

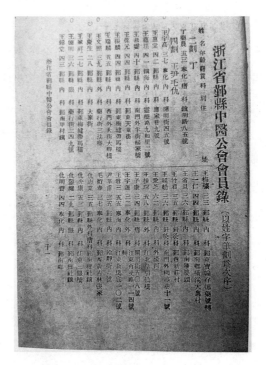

浙江省鄞县中医公会会员录

九如里，与当时鄞县中药业公会所在地君子街 14 号仅百步之遥。这也显示了中医与中药材行业的密切关系。

可惜的是中医公会成立后，没有为中医的自身发展而做好中医医案的整理和保护。这也是中医界存在的最大问题，即各门派各自为政，门派之间缺少交流，只在门派内师徒相传，有时为师的还要留一手，以致影响了中医医术的自身发展。60 年代初，由市卫生局发文，要求整理当时 4 位著名中医的医案，分别是中医庄云庐、伤科陆银华、针灸科裘沛然，还有鄞江镇的一位蛇医。这 4

位名医的医案全部交给宁波市卫生学校的一位王老师整理。不料这么多的医案由于王老师因癌症逝世后无人处理而丢失了，甚是可惜。据庄云庐的儿子后来回忆说："父亲几十年积累的经验，仅处方案就有厚厚四五册。另有他著作的《医案汇总》等，都由我交给王老师。但王老师病故，医案被他家人一把火烧了。这是我后来才知道的，懊悔不及。"

所幸新中国成立前儿科的著名医生董廷瑶去上海发展。20世纪80年代，董廷瑶成为上海中医文献馆的馆长，为全国首批名老中医。如今，董幼祺作为第五代董氏儿科传人，成为国家级非遗传人。

鄞县中医公会的成立，对至今仍能传承下来的陆氏伤科、宋氏妇科、董氏儿科还是起到了一定作用的。

1937年，范文虎病故后，庄云庐接过传承中医教学的接力棒，成立了宁波中医学校，招收内科、外科、妇科、儿科以及伤科学生。庄云庐带领甬上各科名医参加教学活动。可惜，办学不到一年，1938年，日本军机疯狂轰炸宁波，又在市区开明街一带投下细菌弹，一时宁波鼠疫暴发，因国民政府处置不当，死亡人数巨大，全市人民人心惶惶。宁波唯一的一所中医教学的学校就此停办了，但中医教学还是在宁波的教育史上留下了浓重的一笔。

余楚生与鄞县国药号同业公会

海内外宁波人都知道宁波有条药行街,一条城市主要商业大街以"药行街"定名,这在中国大江南北的大中城市中实属罕事。药行街之所以以"药行"命名,即是以此街为中心,包括大街南边的石板巷、沙井巷、君子街和狮子街北头,开办了大大小小的中药店、药行共有 59 家,除了雍正年间(1723—1735)慈溪人在砌街(唐时形成的从灵桥至车轿街这条路)创立的同仁堂,都在车轿街至碶闸街一带,其中石板巷一家,沙井巷一家,君子街三家,其余全部集中在短短的街面上。

开在药行街上的中药店门面较大,一面宽有三四丈的刷了白的墙面正中是一道标准的石库门,左右两边墙上写有"道地""药材"四个硕大的正楷黑字。而开设的药行占街面的面积较小,才一丈多光景,但进得门来,里面却是宽大至四五丈的店堂,阳光从店堂前和过堂的玻璃天棚透射进来,整个店堂十分明亮。店堂中间有两丈宽的过道,过道两边都设有"L"形的高高的柜台,柜台最后边是竖着的一整排药柜,药柜顶上是放得整整齐齐的印有青

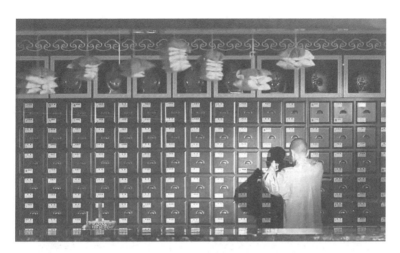

元利药行店堂

色福字的白底瓷瓶，瓷瓶下是整齐划一的装各类中药材的屉斗，每格屉斗，高不过三寸，宽有一尺左右。过道北面，两边分别有一道布帘遮着的门。中间有一张八仙桌，八仙桌两边是配套的单背椅。桌椅后挂有中堂格局的松鹤图，此画两边是一副对联。掀起左右两边的布帘，分别是明亮的账房间和接客谈生意的客房间。这样的布局大多是比较大的药行和中药店所常有的，只是大小有别罢了。

药行街上最大的药行是元利药行，规模仅次于狮子街和君子街交叉口的宝和药行。元利药行的老板叫余楚生，鄞县人氏。他是传承余氏药业的第三代了。据其后人说，余氏祖上曾在川广等地收过中药材，余楚生的爷爷一辈子懂医理，也熟谙药学，于清道光初年在城内泥桥街北面，甬上著名藏书家卢址大宅中的卢家祠堂东边买下了五间三弄的房子，并在大宅前面一条泥路对面空

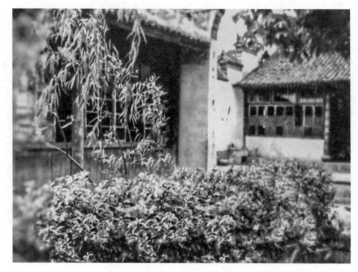

笔者摄于 20 世纪 50 年代初的泥桥街卢氏祠堂一角

旷的地方,造了元利药行三层一架面、玻璃天棚的房子,这里原是
卢氏居所被大火烧后留下来的场基。所造房子面南正是一条泥
路。后来,左、右两边先后建房,开了一家皮件店和一家农用的风
箱店,就把药行大门挤在凹字形的里边了。余楚生的爷爷也不生
气,就在门前的泥地铺上大石板,又在大门两边挂了两盏红灯笼,
这样凡路过行人便一目了然。

　　民国初期到抗战胜利,甬上最早于雍正时创立的宝和药行已
近衰落。先辈创业,后辈不好好经营,岂有不败之理? 而元利、懋
昌、恒茂这三家已成为甬上三大药行。当时又是元利最兴旺的时
候,坐南直通泥桥街余氏大宅,新建的药行占地总面积达 2500 平
方米,上下三层,内有营业场地、货栈,后有晒货场,旁有养鹿场,

每年自割鹿茸。元利药行经营资本雄厚,并拥有绍兴震元堂药店百分之四十的股份,在上海康余堂、天德堂,镇海大生堂也都有股份。元利药行在四川、江西、山西、广东等地都设有办事处,共有正式职工30多位。余楚生善于用人,他的第一个弟子毛培卿先生是一位业务精通、管理有方的人才,后被余楚生任命为绍兴震元堂总经理。其后又培养了一个年轻有为的后生洪光华。洪光华能说会道、交友广泛,擅于开拓业务,是一个不可多得的人才。

余楚生不仅精通中药药理,还与甬上名中医广交朋友。这些朋友也乐于为他挂牌坐堂。范文虎、王宇高、庄云庐,还有在应家弄自开诊所的吴涵秋等都是他的挚友。他不仅有中医界的朋友,还交有西医界的朋友,如保真医院院长陈保真。由此可见,余楚生作为做中药材生意的老板,并不排斥西医,而是认为中医、西医各有特点。

民国初,政府部门居然重西医而妄图取消中医,这种荒唐的事情引起了广大中医的强烈抗议。余先生不仅十分同情中医师们的处境,而且清醒地认识到,中医的今天,就是中药业界的明天,唇亡而齿寒。为此,余楚生在舆论上通过报界朋友,发文支援中医师的抗议行动,又及时看清中药业的前途,当中医界在范文虎的主持下,率先成立宁波中医学研究会(后改为宁波中医协会)之后,他就积极与宁波市内外有号召力的中药业界老板们一同筹备成立自己的行业组织。余楚生先生主动找了药行街上有影响力的蒋羲卿、杨水木、周康甫和赵翰香居、冯存仁、香山堂、寿全斋等的老板商量成立中药业公会之事。由于余先生在业界的崇高威望，一呼百应，鄞县（宁波）中药业界大大小小的老板和员工骨干一下就召集齐了，他们相聚在君子街14号共商此事。经过充分讨论，大家达成共识，一致推举余楚生为鄞县国药行号商业同业公会首任会长。蒋峩卿、赵文通、周康甫和香山堂、寿全斋老板为副会长，并分管公会所属的各部门工作。会议结束后在公会办公地点会议厅前，请天胜照相馆拍了集体照。届时为民国二十九年（1940）。之后，凡中药界人士都简称这个行业组织为"药业公会"。这也是宁波中药业历史上首次成立的行业组织。药业公会成员还通过了由余楚生对于洪光华任秘书长的提名。会议还通过了行业公会51条章程。章程细致又严格，以坚持诚信经商为核心内容，以共同促进宁波中药业的不断发展为宗旨。药业公会成立不久，余楚生想起1937年灵桥门车轿街和又新街、东渡路一带发生过一次严重火灾，慈溪人最早在灵桥门砌街上创办的同仁堂和东渡路上的赵翰香居、冯存仁都付之一炬，损失惨重。市政府在咸塘街设来安救火会，但仅凭它孤军灭火根本起不了作用。药行街上绝大部分是药店和木器店，一旦失火，后果不堪设想。在余楚生的提议下，药业公会一致同意出资在药行街上建立一个消防机构，叫"同安救火会"。公会会员自愿捐款，各店派出一个伙计当义务消防员，公会集资购买消防器材，并培训消防技术。药业公会的义举得到了药行街上不少商家的赞同，尤其是几十家木器店，都纷纷捐款。没多久，同安救火会就办成了。

1942年，日本侵略军占领宁波，日本侵略军驻甬长官为了维持城市正常运转，网罗了不少丧失民族气节的无耻之徒。当时宁

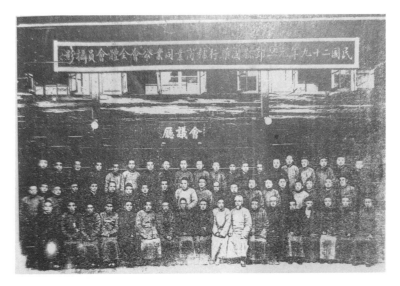

鄞县国药行号商业同业公会成立合影

波的中药业经济收入十分可观，日本人为了控制中药业的经营，邀请时任药业公会会长之职的余先生来担任唐塔镇（现海曙区一部分）镇长（也叫维持会长）。在这个节骨眼上，余先生深明大义，坚决不任镇长之职，推说自己有恙，去东钱湖老家隐居起来。元利药行所有业务都由洪光华主持，仍能开展日常营业。而成立不到一年的药业公会，一时无法开展工作，但中药业界在恶劣的社会环境中，坚持诚信经商的宗旨，尽最大努力为百姓服务。由于日本军队的侵占，各店家办货的渠道被隔绝了，各药店常常出现中药断货情况，公会会员做到不囤货居奇、互相调剂，以此维持正常营业。不仅如此，一旦有宁波市外的区、县中药店缺货相求时，公会会员也会及时相助。如有一年温州市各药店缺少党参，温州药商张彭龄来宁波急求。恒茂药行老板康甫先生立即到库房里查看,把大量的党参装了四大箱给他,只给自己留下一小箱以备市内各药店所需。为了保障一路上的安全,还亲自写了一封信给其妻子的嫡亲甥,时为国民党驻扎在宁海、黄岩、临海一带的驻军参谋,希望一路上给予照顾,以防不测,让这批药材安全送到温州。抗日战争胜利后,由于国民政府坚持打内战,市场经济严重萎缩,又因中央银行采取的错误政策,造成江厦街大量的钱庄、银楼倒闭,大小药行难以得到贷款,收购药材的资金紧缺,不少小规模中药店先后倒闭,中药市场一片萧条。另因上海借交通优势,改变了一向从宁波采购药材的局面,还有国民政府的不少官僚,大量采购了川贵一带的珍贵药材,到上海一带投放市场,这些都让已经严重萎缩的宁波中药市场雪上加霜。

余楚生先生为人正直、厚道,对当时国民政府官僚的腐败无能深恶痛绝。据其后人说,时在行里有一沈姓伙计,平时办事认真,老实敦厚,但小时有人找他办事,他总是说是亲戚有事相托。日子久了,大家看了总觉得有点不同寻常。余先生看在眼里也不声张,但凡沈姓伙计出门办事,少不了关照他小心。一天,沈姓伙计借有事回老家几天请了假。不久宁波就解放了。后来听说他在省药材公司当了领导。

1948年,余楚生先生因患重感冒,高烧不退,他的西医界挚友陈保正建议还是注射盘尼西林(青霉素),可快点退烧,殊不知余楚生对盘尼西林过敏(当时打盘尼西林不做试剂)。余楚生先生临故时,再三嘱告子女,千万不能去责怪陈医生,他是为自己

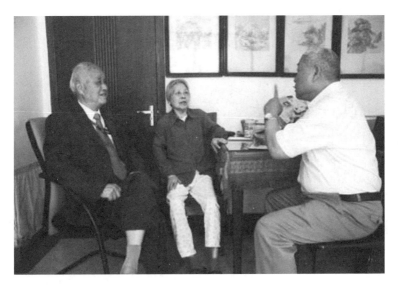

元利药行余楚生先生的女儿（左二）和女婿（左一）

好。余楚生先生病故后，药行街同人都十分悲痛，说他为宁波中药业市场的中兴和发展做了太多太多的事情。随着时局动乱、市场萧条，药行街上大小药店生意一蹶不振。几家大药行除外地药商稍有采购之外，市内销路也大为紧缩。鄞县国药行号商业同业公会也后继无人，悄然退出了历史舞台。一条全国唯一以药业为主的商业街也渐渐衰落。但是，余楚生先生毕生从事中药事业并创建了宁波历史上第一个中药业同业公会，将永载宁波中药业的史册。

独具一格的大乙斋中药店

在药行街石板巷与沙井巷之间的街面上,有一家独具一格的中药店"大乙斋"。在当时全市六七十家中药店、药行中,以"斋"取店名的仅此一家。

大乙斋的老板叫杨水木,鄞县鄞江桥(现海曙区鄞江镇)人。个子不高,不胖也不瘦,一年到头理的是光头,脸色亮堂,说话底气十足,很有精神。夏天,他穿中式对襟白纺绸衫,配上白色的纺绸裤,常摇着一把黑色的折扇,一见其走路架势,人们会误把他当作一位做京戏的戏子,一听其言,又分明让人感觉是一个唱大花脸的角色。然而,他实实在在是一位精通中药生意的老板,京剧只是他一生的爱好罢了。也是他的这种爱好,给药行街带来了不少京韵。

要说大乙斋的独具一格,首先要看一看它的宽阔店门。两扇黑色实木门,厚实而宽大,上面钉有不少圆头铁钉,每一扇分别有一个铁制的大门环,开门关门时,这对铁门环就会因碰撞发出铮铮的响声。石库门框镶嵌在一道足有 50 米宽、20 米高的粉色大墙间。大墙的东西两边墙面上分别写有两个黑色大字——"道地""药材"，颜体楷书，显得十分气派。石库门上有一个精致的横匾，匾上有"大乙斋"三个大字，据说是杨先生爷爷的朋友、时在甬上大有名气的书法家所书。凡进城慕名要到大乙斋买中药的，问路时常常得到这样的回答："你只要看到哪一家有最大的门面，那便是大乙斋中药店了。"不仅门面大，杨先生还别出心裁，在其店面旁边挂出一面三角形的白绸布大旗来招徕过往路人，上面有黑丝线绣的"大乙斋"三个字。这在一条街上也足够醒目了。

进了石库门，沿着北面的高墙搭建有一架玻璃天棚，透过天棚的阳光照亮了整个店堂。店堂的布局和摆设都与其他中药店雷同。靠东西两边分别是两个"L"形黑色柜台，约有一米二高。两个柜台中间，留有一个约二十平方米的空间。靠北边中间用木板隔出的墙类似屏风，上面挂有一幅以松树为背景、绘有两头梅花鹿的国画，算得上是一幅大中堂了。画的两边挂有一副对联。两边还留有两道边门。伙计由这两道边门进入内宅，也可直达店堂后门外的库房和开阔的晒场，与泥桥街北面的卢家祠堂遥遥相望。进入大门的两边，一东一西分别摆有茶几和单背椅，供买药的客人休息。靠东头一边还摆着一张写字台，是坐堂医生问诊的位置。

大乙斋的中药业务，有别于甬上的众多药店。杨先生除了经营中药材，还经销大量新鲜的草药，尤其是一些市面上比较稀有的、药效显著的草药，比如鹿茸草、仙鹤草、半夏、紫花地丁、菟丝子、龙胆草等。为什么杨先生能维持这一业务，不间断地供给那么多新鲜草药呢？这与他的出生之地有关。杨先生虽然继承了祖上开创的这爿中药店，但尚有不少亲戚居住在鄞江、章水一带，那是四明山一带中草药天然资源十分丰富的山区。杨先生的亲戚中靠采摘草药为生的为数不少，还有几位不仅熟知草药采摘，还是当地有一定名气的草药医生，更有一批山旮里从事草药栽培的乡人，所以杨先生能源源不断地给市面上供应新鲜草药也就不足为奇了。更难得的是，杨先生用高出别家的价钿来收购珍稀草药，以保证药源。店里的草药生意除了满足自家业务需求，还能供给其他中药店，因此，杨先生与同行相处得很融洽。

老宁波人知道，大乙斋还有一个十分受买主欢迎的经营方法——"代客煎药，送药上门"，这大大方便了不少病家。由于长期经营这项业务，不少病家要买药时，第一个想到的就是大乙斋，有时还带来不少新的买主。说实在话，"代客煎药，送药上门"这一做法为不少病人解了困排了忧，既方便了病人，也增加了药店的收入。大乙斋推出这项业务之后，一时在药行街引起不小的轰动。不少药店见这种方法有利可图，也模仿起来，还挂出牌子来招徕过往客人。从此，在药行街的街面上多了几辆送药的自行车。送药的伙计骑着自行车，把店里煎好的中药送到买主手中。煎好的药放在小小的热水瓶里。这种小热水瓶同现在还能买到的大热水瓶结构一样，一式的玻璃内胆，喷过油漆的铁皮外壳。装好药的小热水瓶依次插入挂在自行车三角档上用粗帆布缝制的药袋中。这种袋子两边分别能放上二三十瓶的药。大乙斋有两位送药的药工,每天上午、下午分两次及时送完,无论如何不会误了病人服药的时辰。吃中药为何要讲究时辰?这其中有什么讲究?据中药师和有经验的药工说,这是因为每剂中药都由多样药饵搭配而就,时间长了,药性就可能发生改变,那非但不能治好病,反而会起相反的作用。

大乙斋老板有一个尽人皆知的爱好,就是唱戏,平日里,有意无意要哼上几句京戏,什么《四郎探母》《梅龙镇》的唱段,张口就来。有时唱老生,《空城计》《龙凤呈祥》也能一字不差唱上几段。杨先生不仅自己喜欢唱,有时在店里打烊之后,还与伙计们一起唱。到那时,整个店里就热闹了。那送药的一个伙计还是拉京胡的能手,京胡一拉,什么西皮、二黄,就似流水般淌了出来,浓浓的京韵洋溢在整个店堂。杨先生兴致高时,还与伙计们各扮几个角色,演上个折子戏,《将相和》《空城计》《打渔杀家》是常唱的。杨先生大多扮净角,自然洪亮而粗犷的嗓音,加上他的光头,不装扮也俨然一个大花脸。唱老生的人就多了,几乎店里的伙计个个都有一套本领。故而,唱一出《将相和》是十分容易的事情。大乙斋店堂里热闹的京剧氛围,自然影响到了整条药行街上的各家药店、药行。也不知什么原因,整条街上的中药店、药行里竟有不少爱好京剧的老板、伙计,譬如恒茂药行老板周先生就是一个挺扎硬(厉害)的唱老生的好手,香山堂里有几个能唱小生的,而慎德堂、全生堂、人和堂里的伙计们,也个个不是弱手,居然还有唱旦角的。生旦净末丑样样齐全,鼓师、琴师也一个不缺,完全能像模像样地排几出戏来。这帮子人凑在一起,不只是把大乙斋搞热闹了，简直是搅动了整条药行街。那时，每当太阳快下山，药店歇业之后，整条药行街里就飘扬起悠悠京韵。懂行的街坊们准会不约而同地聚集过来，有帮衬的，有当后勤的，也有忙着搬凳子、拉场面的，大乙斋乃至整条药行街似乎成了京剧票友的世界。

20世纪五六十年代，宁波新建的工人俱乐部刚刚落成，宁波职工业余京剧团就率先成立了。这支队伍不仅演员角色齐全，乐队人员的数量亦十分庞大，而且活跃在这支业余京剧团里的多数人都是药行街中药业的从业人员。

大乙斋中药店是公私合营后为数不多仍保留了原来店名的中药店之一。"文化大革命"时，大乙斋被当作"四旧"，随后就改名为向阳药店。由于名气大，大乙斋又在江东新河头、西门外航船埠头新开了两家分店。到了八九十年代，随着宁波城区道路改造，这几家向阳药店从此消失了。然而，老宁波一说起往昔的大乙斋中药店，还是那样兴趣十足，滔滔不绝，似乎在这个时候，他们又回到了昔日那条飘着缕缕药香和悠悠京韵的药行街。

明德堂与应礼卿先生

　　说起药行街几十家中药店、中药行,有一家也较有特色,这就是应礼卿先生所操持的明德堂。应礼卿大约出生于清光绪二十年(1894),号秀官,曾用名理清,系宁波江北岸下白沙人,自幼丧父,几乎是自学成才。他从小就在母亲支持下,在亲戚处学中医,经过七八年的努力,学得了医术,经实践锻炼逐渐有了开处方能力。正当青年之时,他在亲戚的举荐下,离家去往上海,在上海著名中药店蔡同德中药铺坐堂诊脉。

　　九一八事变后,国难当头,时局混乱,应礼卿先生牵挂母亲、妻儿,于是离开上海回到宁波,之后与亲朋好友合股,决定以"修合虽无人见,存心自有天知"为经营宗旨,在药行街88号开设了一家中药店,取《大学》中"大学之道,在明明德"之句,定名为"明德堂"。

　　明德堂旁边有一家中药堂称"人和堂",两家经营规模相差无几,一式临街的石库门,进门就是一分为二东西各一排乌黑又略高的柜台,都呈直角转弯的"L"形。柜台上面挂着系药包的细麻

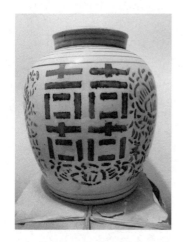

原恒茂药行双喜盛药瓷瓶，现藏于宁波市中医院中医药博物馆

线团，安在一个转轴上，要用时轻轻一拉，就可取之。柜台的两头分别放着碾药用的铸铜壶。靠墙一排是由小屉斗组成的药柜，一式长宽的门，打开门，里面均是处方用的中草药。这些屉斗有些是用草席编织的，类似淘米箩般深浅；有的是由马口铁制的箱子。药柜最高处还有一排盛药用的绘青花的瓷瓶，一式白的底色，四周印有青色的"囍"字，满满当当的。东西柜台之间，留有较为宽阔的空间，青石板铺就，这就是店堂了。店堂深处有通向里间的门，但却没有可闭合的门，只有一块由深蓝色厚棉布纳成的门帘。掀开门帘，里面就是内室，其中有铺着床铺供人休息的房间，也有堆放药材的库房，还有一间较明亮的是账房。这样布局的中药店在整条药行街上就有十来家，它们往往都是以不多的存货应付着源源不断的顾客。万一遇到缺货，就吩咐伙计到附近的药行去配货，一来一去花不了几分钟时间，这几乎成为大多数中药店的经营模式。

同其他药店一样，明德堂在一进门靠明亮的大玻璃窗边有一张不大的长方形桌子，桌子后边放有一把单背椅，是专门为坐堂医生安排的。应礼卿先生本来就是中医师，时常坐堂门诊，因此这把椅子也被视为他专用的。由于多年坐堂诊脉，积累了不少临床经验,一般的疾患应先生都能顺利应付。老板亲自坐堂,而且诊脉准确,用药得当,因此赢来了不少顾客,而且不少是老病号,这为明德堂的中药买卖带来不少好处。许多病人在此诊脉开方后,便在药店里按方买药,既方便了病人,又促进了药店营业,一时生意也很兴旺。

抗日战争胜利后,由于市场竞争激烈,同行倾轧的现象时有发生,加上当时政府繁重的苛捐杂税,药店的经营十分困窘,时常让应礼卿先生感到进退两难。为应付经营不畅的局面,明德堂全力推出十全大补膏、速效疥疮油等拳头产品,并开展接方送药、代客煎药等服务,但仍因萧条不振的局面而面临关闭。

1948年春,有一肚子怨愤和不满情绪的股东们,终于提出要

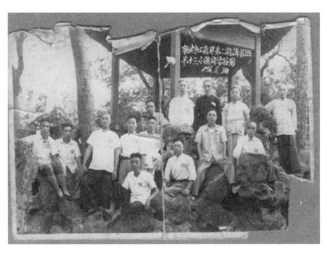

宁波市工商联中药业界同人的合照

解缆开船,抽回资金,并将企业低价转让给应先生,自此明德堂由合伙经营变为独资经营。但由于遭遇接连不断的厄运,明德堂此时已债台高筑,应先生为之愁肠百结。后来,店里辞退了几名职员,最后只剩下在柜头服务的应先生本人和两个学徒,一时店堂里更加冷清,经营十分艰难,勉强度日。新中国成立以后,驻甬部队信任明德堂,店里治马病的药品的销量稍有增加,药店才开始转亏为盈。但好景不长,新中国成立之初,宁波多次遭受国民党飞机轰炸,药店地处灵桥附近,虽没有挨炸已是十分幸运,但轰炸造成药行街上杳无人迹,半年多时间,白天全无生意可做,店里的学徒也回乡避难。为维持一家六口的生计,应先生在长子帮助下,每天天未亮就从鄞州周宿渡赶来,参加早市营业。有时,还要分成早、晚两班,由他自己带领人一起赶到灵桥脚下,到奉化江边上的夜市设摊,求些许盈利以度生计。

1956年,资本主义工商业、手工业实行社会主义改造,要实现公私合营,需有2000元准入资金,但此时明德堂已拿不出这笔钱。应先生出于对中药业和中医的执着,变卖家产,凑足资金,完成企业公私合营,后即划归宁波药材公司,应先生也成了公司职员。退休后,应先生又受聘于联合诊所,作为中医师坐堂门诊,为民服务,直至1972年病逝。

甬上名药号赵翰香居

　　赵翰香居中药店是甬上一家著名的百年老店,坐落在海曙区东渡路。

　　赵翰香居是赵家薰先生在清光绪七年(1881)创办的。赵家薰(1841—1890),字瑾伯,慈溪人,赵家洋赵氏二十五世。为庶出弟弟赵家蓍、赵家荪、赵家艺之长兄。年少聪慧、善读书,书法尤佳。是同治四年(1865)举人,官至户部山东司员外郎。在外任职时,因父亲年老多病,辞官返乡服侍老父。不久,父亲病故,其时三个庶弟正年少,就担起一家之主的责任,扶持几位弟弟读书直至成家立业。其生父因多病,曾嘱告家薰,可设法办一家中药铺子,好方便家乡人民治病。父亡故后,他即筹办了一家中药铺子,后在宁波奉化江畔选地建房,并命名为"赵翰香居"。传到他儿子赵文通先生手上时,药店已颇具规模。赵文通先生除经营外还研究中药制剂、药方。日积月累,编印了《赵翰香居验方类编》等。传至第三代赵世箴时,药店的经营更上了一层楼,与当时的香山堂、寿全斋、冯存仁堂相比,有过之而无不及,成为宁波四大中药名店之一。创业初期,赵翰香居的经营规模不大,但有一点与众不同,就是药店老板对贫困的病人一律赊药治疗,有行善积德的好名声。传到赵世箴先生这一代时,其经营规模逐步扩大,经营办法也不断改善,创立了自家品牌的丸丹膏散,一时声名鹊起,享誉江浙一带。

当时,赵翰香居自家配制的许多丸药,都由高薪聘请的著名药师胡谓川老先生亲自监督调制,且用料上等,配制精工。赵世箴先生的长子现在回忆儿时生活时,还清楚地记得他家自制的雪梨膏,只取上等的雪梨肉入药,梨子的心子都弃而不用,他还说起儿时诸多小孩吃梨头心子这一富有童趣的情景。仅此一例,足可见赵氏制药用料的讲究,对自制丸药的品质及声誉的追求。赵氏所煎制的丸药质量上乘,药效显著,不但在宁波市场树立起了好

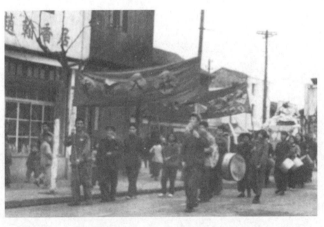

20 世纪 50 年代赵翰香居门面(现为冯存仁堂药店)

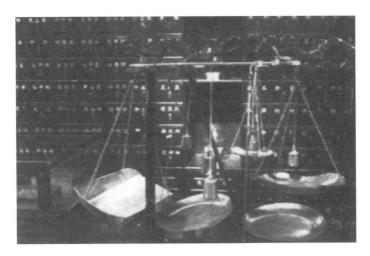

店堂一景 1

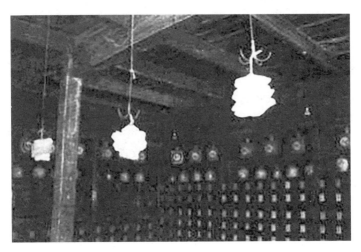

店堂一景 2

名声,而且在苏浙沪一带都享有盛誉,许多外地顾客慕名而来,故赵翰香居的生意十分兴旺。

赵翰香居自制的丸丹膏散品种有百余个,一律自己销售,品种有:丸药中的人参再造丸、六味地黄丸、六神丸等;丹药中专门治疗中暑的人丹、治疗高热腹泻的辟瘟丹;膏药中的虎骨膏、鹿角膏,专治感冒咳嗽的枇杷膏、雪梨膏等;另有治疗喉痛的锡类散、护肝的乌肝散等。生意兴旺时,药店所雇用的采购、药工就有三十余人。赵翰香居在鄞县王隘的库房晒场和工场规模较大,所用场地占十余亩地,丸药都是在这个王隘工场里加工煎制的。赵世箴先生的长子回忆说,当时自制成药时采用的都是祖上沿袭下来的秘方。只可惜,在公私合营的时候,这些秘方下落不明,再寻不得。公私合营后,赵家在王隘的工场、晒场和所有房屋都无偿被当地居民会改造为敬老院,众多家眷搬迁至演武街新宅。

在赵翰香居自制的诸多成药中,赵氏祖母俞氏亲自配制的淡竹盐在同类药中堪称上品,并在甬卜药市享有盛誉。俞氏亲自操持淡竹盐的煨制,占地一亩有余的工场,四周围筑有矮墙,墙内周边地面上都半埋灰缸。灰缸口径一律四尺光景,用来煅煨淡竹。其工序是先取带节淡竹一段,在竹筒中放入食盐,然后封上口,放在灰缸里煅煨,直至竹筒煨成竹炭后再取出其中煨好的盐,此盐就是淡竹盐。待煅煨好的淡竹盐冷透后装箱备用。煅煨过程要严格把握火候,不宜采用明火,尤其要不露火苗,待淡竹中的有效浆汁完全渗透到塞在竹筒中的盐中为宜。煅煨好的成品,从外表看是一段段乌黑的淡竹筒,一打开,里面露出的却是晶莹洁白的淡竹盐。由于加工细致，俞氏配制的淡竹盐质高效好。

当时在王隘工场每天加工的膏药中，驴皮膏的质量也属上乘。他们特地从山东东阿县请来高手指导，俞氏亲自督理店员采办上等驴皮，经水泡、去毛、烊皮、煎膏、定型及上印等步骤，一丝不苟，精心操持，所煎的驴皮膏能与山东东阿县所制的阿胶媲美。但赵世箴先生在事业上有一股不断求新求进的精神，他深知阿胶在我国有着 2000 多年历史，与人参、鹿茸并称为"中药三宝"，要真正做好这笔生意，就他们自家煎煮的驴皮膏，从质量上来说还是有差距。于是赵先生在请来的煎胶师傅陪同下，亲自前往山东东阿县督理驴皮煎胶的熬制。他在当地聘用了富有经验的药工，他们把采购来的一张张新鲜驴皮用当地的井水，熬制整整九天九夜，然后把冷凝而成的胶块分切成一两重的胶片，再经过三个月左右的晾晒，最终成为质地细腻、色如琥珀的成胶，并盖上"赵翰香居阿县精制"字样。赵先生的这一举措，不仅大大提升了赵翰香居自制驴皮煎胶的质量，还有力促进了成品的销量，不少成品在东阿县当地就被各地来购货的客商直接买走。从此，赵翰香居这一店名走出了宁波，名扬大江南北。

自家精工配制的丸散膏丹，赵翰香居一律把住四个关。首先把好进货关，所进原料的质量，直接影响成药的质量，为此赵翰香居出足工资聘用当时甬上著名的进货先生，亲自到产地选择高质量的原料。第二是选材料关，选择各种上档药材决不含糊，质次材料一律不准入药。第三是加工关。根据不同成药的加工要求严格把关、一丝不苟。第四是成药的包装关，俗话说人美还要衣来装，赵翰香居自制的中成药包装考究，十分引人注目。只可惜原来精致的包装材料，至今已散失无踪。

为扩大经营业务，赵世箴先生之兄赵世芳在上海福州路上另辟一家同名药店，营业情况也十分不错。

赵氏经营中药业，业务精，管理到位，至今其后人还保留着一些当时为培训药店从业人员所编印的材料，所编内容条分缕析，十分严谨。由于店员的业务水平高，经营管理又得当，在新中国成立后，赵翰香居的业务仍十分兴旺。可惜在1949年国民党轰炸灵桥时，江厦街一带被炸为瓦砾堆，赵翰香居的店铺也全部被炸毁。在被轰炸期间，从灵桥西堍直至大道头一带沿奉化江废墟上，常设有夜市，连成一片的汽油灯或乙炔灯，把本来漆黑的江边照得如白昼一样，沿江摆有市民日用消费品和简单的交易摊。原先在赵翰香居工作的职员也常挑担挟箩带上中药材，设地摊营业，以度过艰难岁月。一年后，赵先生又出资重建二层店房（现在重新装修过的冯存仁堂，就是原来的赵翰香居店面），恢复旧业，经营规模不输当年。1956年，赵翰香居同所有私营企业一样，经历了个体工商业的社会主义改造，从此不复存在，赵先生便成为宁波中药界的一名资深从业人员，在药材公司工作至退休。

（本文有关材料根据赵氏长子和小女儿口述整理而成）

慎德堂与张虎臣先生

在药行街与狮子街口的香烛店"老德馨"的西边,相隔四五间店面有一家创建于清同治年间(1861—1875)的中药店,叫"慎德堂"。来往于此的行人大多都会想,这家药店的老板必是读书人出身,或许是一位儒学功底深厚的学者。据说老板是慈溪人,祖上曾有不少人在朝廷当过官。后辈们出于生计,纷纷外出经商。据有关资料记载,慈溪鸣鹤地方外出经商的人要占当地人口的80%,其中一大半从事中药材生意。

慎德堂老板是不是鸣鹤人,现今已无从考证,但如今在鸣鹤镇上的中药材博物馆中有一块"慎德堂"的招牌。

自古宁波商人中有不少儒商,由此猜测慎德堂老板开药店大致是出于觉得做中药生意与百姓健康有关,也算是一桩善事,可以造福一方。他自己不懂医理、药理,就聘了一位懂药材买卖的人协助做生意。所以,自从慎德堂开业以来,很少见到老板的身影。店里的所有经营业务,全由一位"阿大"(现在叫经理)来处理。这在药行街上诸多药店、药行中是有独无偶的。

店名"慎德"二字，有着丰富的内涵，从中可见慎德堂老板给药店命名的良苦用心。儒家文化中有"慎独"之说，谓在人们独处无人注意时，自己的行为举止也要严谨慎重。《礼记·中庸》言"莫见乎隐，莫显乎微，故君子慎其独也"，后人对此还有进一步的解释，其中郑玄注："慎独者，慎其闲居之所为。"又见《宋史·詹体仁传》："少从朱熹学，以存诚慎独为主。"宋、明理学家常以"慎独"作为重要的修身之道。慎德堂堂主把"慎"与"德"二字联系起来作为堂名，既体现了他经营中药之本，也反映了中药行业者应以"德"为经营之根本标准，而且时时以"慎独"作为自诫。中药业界多儒商，慎德堂老板分明是一位有深厚儒学功底的典型的儒商。其后人每每说起先辈高尚的职业道德，总觉得十分自豪。

慎德堂是继同仁堂之后，在药行街形成之前较早创建的中药店。据药行街老一辈人说，凡在药行街上的中药店门面，都是一式的石库门，门楣上是店名，石库门两边大多是白粉刷的底子，并分别写有黑色的"道地""药材"四个正楷大字。慎德堂的店门也是石库门的式样，门四边却刷成灰色，而且都特别制作成菱形的格子。门楣上是三个金光闪闪的颜体大字"慎德堂"。两扇门以黄橘木打造，呈椭圆形，上面雕刻有精致的花纹，整体来看好似一件漂亮的工艺品。工艺雕花木格后面是整块的玻璃，这样装饰的两扇门显然与别的药店仅是两扇乌黑厚实的店门不同。让人感觉到应时、别致。这也是老板的主意。但到打烊时，玻璃门外还要由伙计上好木质的门板。

慎德堂的店堂大致与其他中药店类同。进得门来是长且宽阔的天棚玻璃,阳光透过玻璃照射进来,店堂里锃亮锃亮。店堂两边除了中间留下足够宽的空间,两旁一式是高大的柜台,让人想到鲁迅先生小说里踮着脚为父亲买药的情景。柜台后也是与其他中药店一模一样的高而狭长的药柜,药柜上是一式白底蓝色双喜楷书的药瓷瓶。但店堂最里面没有中间的一幅中堂梅鹤图,以及两边的对联。而是一个大大的镏金"德"字,让人一进得店里就觉得与众不同。就是这个"德"字与店名"慎德堂"相呼应,让每位进店里的顾客倍感踏实。

慎德堂的经营方式与药行街上众多药店、药行也有不同。尤其是自民国以来,药店老板从不在店里露面,所有经营业务全都由"阿大"做主。抗日战争胜利以后,慎德堂的"阿大"是一位资深的针灸医生张虎臣先生。据说,张虎臣先生原在苏州那边行医,他也是慈溪人氏。至于为何不在苏州做针灸医生,却来宁波慎德堂做"阿大",这个谜至今无人知晓。只听药行街上人说,其祖上也是一位药商,通晓药理,其针灸技术也相当高超,后经老家亲眷介绍,便来到宁波这家颇有名气的慎德堂做"阿大"。有空隙时间,他也会应患者需要,帮患者治疗。

说到针灸,这是我国传统中医的一个门类。针刺疗法是中华民族传统医学独创的治疗方法。余姚河姆渡遗址考古发掘中,就发现了无孔的骨针。有专家认为这是先人的医用器材。这虽然是一种推测,但也有一定的学术价值,证明宁波先人可能早在七千年前就已经学会了针刺疗法。

凡店堂里稍有暇余时,张虎臣就会聊起针灸治病的知识。

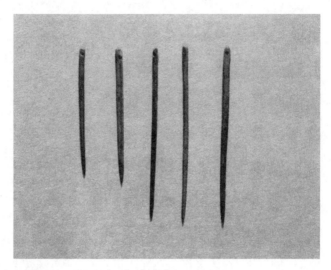

河姆渡遗址出土的骨针

说针和灸是两件事，针是针刺，灸是用艾来灸，这是两种不同的治病方法。又说，针刺是把针从体表刺入，或深及肌肉之内，或浅叩于腠理之间，或浅刺皮肤，或刺络放血，以疏通经络，调和气血，达到防治疾患之目的。

张虎臣说到针刺方法时，讲得十分神秘，那几位伙计们听得目不转睛。他说现在的针刺方法多到不胜枚举。一边说一边示范，好似学校里老师给学生们上课。接着又讲"灸"，他说灸本来是烧烤的意思，而在针灸中，灸则是用艾绒作为施灸的材料，点燃后放在特定穴位或患处灼烫、熏烫和贴敷。边说又边拿出艾棒来，点燃后给伙计们闻，只闻着一股香气随着冉冉而升的缕缕青烟传了过来。他越说越来劲，又说道，用艾施灸有扶正祛邪、平衡阴阳、防治疾病的作用……

药行街上那么多的中药店、药行，唯独慎德堂"阿大"张虎臣，既管全店的药材经营，又能施针治病。每当他给患者施针之时，常常和颜悦色地讲述针灸的历史、针灸的作用，有时还会跟病人开玩笑，没有一点架子，凡不知情的人，只把他当作慎德堂的一位伙计，或是一位针灸医生，哪里知道他会是慎德堂的"阿大"。他熟谙进针、取针技术，竟让病人毫无痛的感觉。张虎臣除了给病人针灸，还会根据病情开些方子，叫病人服药以尽快痊愈。张虎臣的医术一传十，十传百，很快传遍了城乡。因此，慎德堂虽然没有自创的膏散丸丹，但中药生意十分好。两个柜台里边的几位伙计，常常是整天地忙，直到打烊。

张虎臣长得高大，按现在说来，有 1 米 80 之多。前额微秃，一头西式短发，油光锃亮。有时穿中式灰色派力司长衫，有时西装领带，加上副金边眼镜，很有一派学者之相。开口讲话，露出面前两颗金牙，语气和善，三言两语之中，令人信服。整条药行街上，凡是与他相处过的人，无一不称赞他的为人。人们都说，慎德堂老板真有眼光，能请得这么一位能干能说又一表人才的"阿大"。张虎臣的针灸技术、管理才能、为人处事，都为人们所称道。

1953 年，慎德堂一度歇业，听说是张虎臣向老板请辞，一时去往何处，又是为了什么原因，谁都不知道。一晃几年过去了。1959 年，张虎臣却在苍水联合诊所挂牌门诊，重操针灸旧业。此时见了，除前额更秃了点之外，穿着西装，系着领带，仍然是旧日的那副气派样，而针灸技术更为高明。那些了解他医术的人，又一传十，十传百，介绍亲朋到他这里来诊疗。这段日子，或许就是

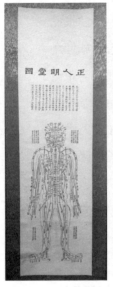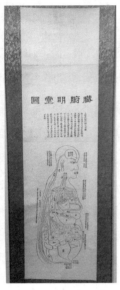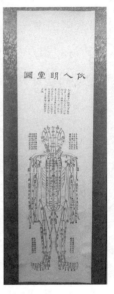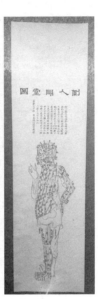

人体经络图

他最忙碌又最开心的日子。自从他在苍水联合诊所挂牌以后，他的生活更加丰富多彩。他酷爱观看篮球比赛，宁波体育场东北角上的灯光球场上，凡有赛事总少不了他高大又潇洒的身影。交谊舞更是跳得好。灵桥门新建的工人俱乐部四楼，每周末晚上都有交谊舞会。不像如今舞蹈表演的配乐都是放录音，那时交谊舞会上，配乐的都是小型西洋乐队。随着优美又有节奏的圆舞曲旋律，就有他与伴舞姑娘们洒脱旋转着的身影。60岁左右的人，除了背略显得有点驼，仍然保养得十分得体。

最后添上一句，张虎臣先生早年曾赠予笔者四幅旧时的《经络图》，这也许是伴他一生针灸事业的珍贵遗物了。

"存济之心，赠仁于众"的冯存仁堂

    说起与恒茂药行生意往来比较密切的、甬上著名的中药店，莫过于冯存仁堂、赵翰香居和香山堂。其中冯存仁堂与恒茂药行创始人周咏宸的妻子冯瑞云还有一层亲缘关系。冯存仁堂起始创办时，在较靠近东直街（现中山东路）的崔衙街。只因此地比较偏僻，生意不好做，后经冯瑞云提议，把药店开到沿奉化江一带，砌街附近市面热闹一些的地方。后迁店至灵桥门赵翰香居隔壁的又新街，既便于靠海、内河运输，也易于采购药材，从此冯存仁堂生意好了不少。直至1949年，在国民党飞机轰炸灵桥时，冯存仁堂与赵翰香居等沿江所有商店一起毁于一旦。1950年下半年，轰炸结束后，仍在原店址重建起简易的三层单间店面砖木结构楼房，规模不大。1956年，公私合营后，因药行街一带仅保留大乙斋药店、冯存仁堂和大生参行，冯存仁堂迁址于二层四开间店面的原赵翰香居店址，重新装修，从此得到了飞速发展。

    传说冯存仁堂的创业人叫冯映斋，是慈溪（现慈城）冯家大族之人。有一年，他落难来到四川成都，因生计无着，来到一家王

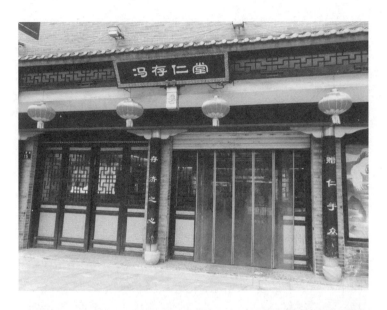

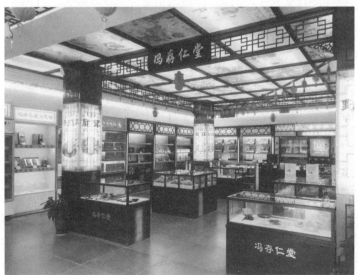

冯存仁堂（胡勇　摄）

记中药店打工。药店老板见他生得一副忠厚相，就把他留下来了。他做了六年伙计，懂得了不少中药材采购和药理知识。冯映斋省吃俭用，六年来也积下了一笔不少的钱，心想拿着钱回家还不如采购一些道地药材回去卖，也可赚点钱。四川历来是中药材的重要产地，冯映斋听说这一年川西产的红花质量好、价钱低，于是就用积蓄下来的大半钱采购了大量红花和其他珍贵药材，车载船运直到宁波。殊不知到了第二年，遇上红花小年，市场上红花的价格猛涨了好几倍，冯映斋光这一笔生意就赚得盆溢钵满。

传说归传说，现实中，冯存仁堂与大多数中药店一样，都经历了一个艰辛的创业过程，以宗族传承作为经营手段。前辈们以采购药材为生，长年累月远在四川、陕西一带，将采得的药材循江东下，行销于上海、宁波等地。苦心经营多年，积蓄了资本，又有多年在外采购药材所积累下来的经验，先在慈溪（今慈城）街头摆地摊，专营采购自各地的道地药材。之后，又在宁波、上海老北门，也以地摊形式销售中草药。积小利而聚大盛，引小流而成大江。冯存仁堂先辈们矢志不渝、艰苦创业，终而成就名享百年的老字号。

冯存仁堂对自创的中成药的精工炮制，是该店经营长盛不衰的秘诀之一。无论是该店自制的饮片还是膏丸，都采用道地药材，精工细作，对片型之厚薄、大小都做了严格的规定。如自制的中成药天麻腊光片，有的要切成瓜子片，有的要切成柳叶片、顶头片，分成多种片型，不惜花费时间、精力，务求片型悦目、洁净无屑、色泽鲜明。对成药配制，一律按照祖传《丸散全集》合制，所用之药，从不代用顶替，省工减料。对丸药剂型，又以粒子大小加以区别。芥子大小的六神丸，芝麻大的蟾酥丸，赤豆大小的正气丸，豌豆大小的六味地黄丸，还有小金丹、牛黄丸等，各具其形，从不马虎。又如生药经加工炮制后，会改变该药原来的药性，而不同的制作方法也会令同种药材产生不同疗效，如生白术、炒白术、灸白术等，就具有不同的药效，中医会根据不同的病情而选用。另如橘皮、半夏、枳实等新货有较强的刺激性，故应存放相当长时间，等气味缓和时使用。

　　冯存仁堂有自制的几种中成药，如人参再造丸、人参大活络丹等这些祖传的珍品，因其炮制精致，颇有声望，远销中国香港、台湾等地和新加坡等国家，香港药商还常委托慈溪人在广州创办的中药名店敬修堂经销。这些中成药均为祖传的精品，炮制过程从定方到选药都十分谨慎。如人参再造丸由50种药材炮制而成，用料特别讲究，有长白山的野生人参、犀牛角、梅花冰片、西牛黄、虎胫骨、麝香、白花蛇、全蝎、天麻等。主治筋骨疼痛，口眼歪斜，半身不遂，手足麻木等疾患。其主要功效是养血祛风，通经活络。人参大活络丹也由50种药材炮制而成。主要选材有白花蛇、乌梢蛇、人参、犀牛角、西牛黄、麝香、天麻、南星草、乌姜草、梅花冰片等。主治各类中风瘫痪，痿痹痰厥，拘挛疼痛，痈疽流注，跌扑损伤等，有祛风活络之功效。民国时期，冯存仁堂在宁波城内的店铺较小，为此，大多的药材从药行街中的几家大药行进货。因与恒茂药行有亲缘关系，加上恒茂所进的道地药材质优货实，甚至有恒茂是冯存仁堂的药材仓库之说法。

冯存仁堂经营三百余年而不衰，离不开先辈创业时立下的店规"存济之心，赠仁于众"，冯存仁堂后辈代代相传。直至1956年，工商业社会主义改造之后，市政府对现存的中药店、药行作了新的布局和调整，把所有药行合并，成立了中药材公司，而在中山东路上仅保存百年老店寿全斋，考虑到寿全斋原店面较小，决定迁址对面的香山堂，并进行拆建改造，以成就四开间店面的大气魄，"寿全斋"三个金色大字耀眼醒目。在原药行街只保留一家大乙斋。而冯存仁堂则迁址于江厦街原赵翰香居店址，改造了店面和店堂，店内外面貌焕然一新，显得格外气派。最终，冯存仁堂成为甬上老字号中名声显赫的百年老店，名扬海内外。

悬壶治痼疾，仁术惠苍生
——记针灸名医裘如耕先生

　　不少老宁波人都知道，20世纪50年代初，在大来街74号有一家私人诊所——针灸科裘如耕诊所。一走进诊所大门，便是一个宽敞的由青石板铺就的大明堂。明堂面南的一边，有一排同一样式的三间平屋，平屋宽阔的廊檐下有一条宽四五尺的走廊，略高于明堂，这也是甬上旧式建筑的通常造法，大概是为了避免雨季时过多的雨水溢进屋内。三间平屋居中那间较开阔的就是堂屋，宁波人也有叫作堂前间的。堂屋除了两扇木格式的玻璃门，两边全是旧式的装饰，看起来古朴文雅。

　　先生的诊所在厅堂靠西边的厢房内，推开玻璃门就进入房内了。内有一张旧式写字台，先生就坐在写字台后的藤椅上。居中放着一张古式圆桌，桌上除茶杯、热水瓶外，还放着先生亲手制作的竹签架，架上按次序插着一排竹签，类同如今的挂号单。

　　在针刺之前，裘先生会细致询问病人的病情、病史，时不时瞧瞧病人的舌苔，右手按着病人的脉，斟酌着应该选择哪几个穴位，同时,还会把病人口述的病情详细记在病历卡上。西厢房里还有两张病床,中间用一挂白色的布帘隔开。写字台上放着一只镀有"克罗米"的铜盆,里面放满酒精棉花,边上的搪瓷罐里放着几十枚长短不一的银针。裘先生很少用火罐,当病人需要灸治时,一律将米粒大小的艾绒直接放在病人穴位上,再在上面用艾绒灸。针对病况,裘先生还会用自己特制的掺有少量麝香、冰片等药饵的艾条来熏针刺的穴位,这是他自己多年研究并实践很久的方法,效果非常好。每当裘先生用这种艾条给病人灸治时,除了应有的艾香,满屋还洋溢着一股特殊的清香。

在病人候诊的厅堂,两面墙壁上挂有四个大幅镜框,里面是用小楷工整抄录的经典医学语录。写字台靠窗那侧置有一茶几,上面放有一座制作精良、高约尺半的人体木模,表面涂有一层清漆。模型上面精细地标着十二经脉和各穴位,每一个穴位都很明确,一目了然。裘先生常用这个模型指导学徒。

要说到裘如耕先生如何学得针灸技术,还得从其本人的经历说起。裘先生出生于 1901 年,慈北裘市人氏。先祖早年从渤海湾那边迁移而来。先生年少时患有软骨症,因此从小就不良于行。其时,祖上在慈北经营一家绸缎、百货兼营中药材的店铺,家中经济也较为宽舒。当地有一位来自广西的名中医罗哲初先生,在三北一带行医。罗先生不仅诊脉准确,处方独到,而且十分擅长针灸术。父亲所经营的中药生意,就把青年裘如耕与罗先生联系了起来。在父亲的请求下,裘先生的腿疾就由罗先生亲自来治,没过多少时间,疗效已十分显著。由此,裘如耕先生边接受罗先生的针治，边拜罗先生为师，学习针灸技术。这段经历，促使裘如耕先生最终成为甬上一位颇有名望的针灸医师。

裘先生学习十分刻苦，在罗先生指导下，熟读了不少中医著名典籍，如《内经》《素问》《灵枢》《难经》《痘疹传心录》《针灸大成》《针灸素难要旨》以及《梅氏验方》等著作。在勤学针灸术的同时他还大胆实践，不到两年时间，他就熟谙了很多针术理论，还掌握了常用的针术灸法，在罗先生的悉心指导下已能临床就诊。罗哲初先生见如耕年少聪颖，也十分愿意把他的医术倾囊相授。过了不久，年轻的裘如耕就能独立行医了。过了三年，罗哲初先生要回广西老家去，临行又嘱咐这位爱徒目前虽然学会了一般的针灸医术，但要做一名真正的针灸医生，路还很远，告诫他切莫自满自足，并且把随身所带的医书送给他。罗先生还一再说，一定要一边学习医学理论，一边认真行医，还要写好医案，这是作为一个医生逐步成熟的必经之路，切莫好高骛远，随心所欲。最后还嘱告说："要做好一个医生，首先要有一副好心肠，切莫把挣钱放在第一位。"如耕一一点头铭记。由于有名医引路，再加上本人勤学苦读，裘如耕先生的针灸技艺日益精湛，名声很快便在慈溪一带传开了，四面八方来到裘市找他的病人络绎不绝。

裘先生不仅很好地继承了罗先生的针灸技艺，还不断研究摸索新办法。在不断积累临床经验的同时，他创造性地研究出一种"留针"办法（如今这应该已是比较常见的针灸法），而且还在所留针端裹上一截艾绒，点上火后叫作"热针"，这个办法治疗效果极佳。

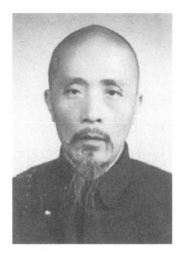
裘如耕先生像

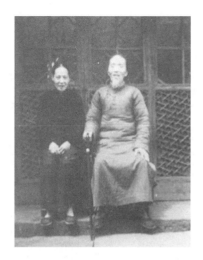
裘如耕先生与夫人

　　裘如耕先生的堂侄裘沛然先生（1916—2010）是当代著名中医理论家、临床专家，历任上海中医药大学专家委员会主任，《辞海》副总编兼中医学科主编，是首届"国医大师"，学术造诣深厚。回忆起年轻时跟叔叔学医，他在《壶天散墨》一书中曾写道："我少时在学校上学，十三岁时即于念书之余跟叔父如耕学习针灸。他对我的学习督责很严，不仅针灸要籍都要背诵，凡是中医古代典籍也都要择要背读。当时，午夜一灯，晓窗千字，是习以为常的。"他还说："这些经历为以后进入旧上海中医学院修业，奠定初步基础。"裘如耕先生就是以他学医的经历来严格要求他侄儿的成长。裘如耕先生的儿子在回忆其父亲在成名之后还坚持夜读的习惯时说道："炎炎夏日，家人都到明堂里乘凉，而父亲常常独自关在屋内，一边摇一把席草编的扇子，一边勤读不止。"这充分说明先生在成名之后,仍一点不忘他的恩师罗哲初先生临别时的嘱告。

抗日战争时期,慈溪三北(观城)正是日军驻宁波司令部所在地。时势不稳,社会混乱,百姓频遭蹂躏。裘先生的父亲所经营的小店遭不明之人洗劫一空,被迫关门,只好携一家老少来宁波寻找营生。后经朋友帮忙,与他人合资在崔衙街开了一爿名叫"协成"的布厂,其父自任经理,该厂的经营理念是边生产边经销,类似现在的自产自销(该厂在 20 世纪 50 年代并入浙东布厂)。

然而,到了宁波,毕竟是人生地不熟,一时要开一个诊所也比较困难,于是裘如耕先生先在父亲开的厂里工作,有病人时就诊治。没过多少日子,裘先生的名气就传扬开来了。一到休息日,家里就是满室病人。这个时候裘先生的医术已到炉火纯青的地步。

所谓针灸,医生用银针治病即叫作"针",用燃着的艾条热熏即叫作"灸"。古人有言:"针所不为,灸之所宜。"据说有时灸的作用还大大超过针的疗效,远在春秋战国时代,就有"七年之病,求三年之艾"之说。唐宋时也将灸法、汤药、针刺并列为治病三大法。裘如耕先生之所以在老宁波人心中留下深刻的印象,就是他熟谙沿袭几千年的针灸疗法,诊治了不胜计数的病人。在他的诊治记录中,留下了不少十分有价值的医案,其中不少都属疑难杂症之列。如笔记中有一医案:"治疗一休克病人,四肢冰冷,脉症全无,在急迫之中施用了一次灸法,用艾灸太溪穴十次以后,竟得脉回身温，将重症者抢救过来。"另有一个医案记曾经有一患严重风湿关节炎的病人，用遍了中西药物和针疗，历久无效，后经裘先生试用灸法，用大艾柱灸着背部穴位，"皮肤溃烂达数日之久，嗣后，灸疤结痂，而关节炎十余年未见再发"。更有奇者，20世纪50年代初，有一小孩因得脑膜炎，经西医诊治后留下了后遗症，成了哑巴，做父母的焦灼万分，后由市卫生部门一位干部介绍给裘如耕先生。裘先生接到这个病人时也感觉十分棘手，然而为了挽救这个小孩，他绞尽脑汁，翻遍古医书，亲自制定诊治方案，没过一个月，小孩竟能开口讲话了！此时，小孩的父母真的是千恩万谢，跪拜裘先生久久不肯起身。

由于裘先生医术高超，在宁波解放初，市卫生局的干部就为他办好了个人行医的执照，还邀请他参加市红十字学会。从此，"针灸科裘如耕诊所"的名气愈来愈大了，四面八方的人都到诊所来治病。旧时，从事强体力劳动的人都容易腰肌劳损，这虽说不算重病，但是得了这病的人常常就不能站立，上医院时得由人用门板抬着。裘先生医术高超，经他诊治过的不少病人，都是横着抬进来，直着走回去。过去农村得"大脚风"（丝虫病）的农民很多，得了这种病的人是十分痛苦的。裘先生用针刺、服药、放血等进行综合治疗，效果十分显著，所以远近农村得了这种病的农民都慕名来裘先生的诊所治疗。

裘先生不仅医术高超，而且医德高尚，待病人如自己家人一般。凡从乡下上来的病人，为了让他们赶上当日航船回家，裘先生常常忙到下午一两点钟才能吃上中饭。裘先生治病时周到、细致,病人中有不少家中贫穷、经济拮据的,他常常是只留下医案,不收诊费。有时遇上病人连回家的盘缠都没有,裘先生还自掏腰包,给病人车船钱。偶有老家来的病人,裘先生不仅给他们治病,若有需要,还把他们留在家里好几天,直至治愈。

1958 年,政府有关部门提倡私人行医走"联合诊所"道路。当时,任天封联合诊所所长的焦康祥医生,慕名三番五次来邀请裘先生加入他们诊所。当时宁波城里著名的眼科医生徐尊祥、耳科医生钟银康先后加入这个行列。到了天封诊所以后,裘先生还把已跟着学医的长女一起带去工作。其长女后来又带了一学徒,至今还在灵塔卫生院针灸科工作,裘如耕先生的医术就这样传承到了第三代。

20 世纪 60 年代初,宁波市卫生部门有关领导组织力量搜集和整理当时在宁波有影响的名医医案,以便后学。当时第一批名医有中医内科庄云庐,伤科陆银华,还有一位来自乡间的著名蛇医,裘如耕先生也在此列。当时裘医生已年过六旬,由于长期用眼过度,视力退化严重。于是,卫生局指定宁波卫校的一位老师为裘先生整理医案。为便于工作,裘先生把自己写的读书笔记、医案以及相关行医经验等资料,几乎全部交给了这位老师。不幸的是这位老师后来患病去世,这些最原始的资料竟然丢失殆尽。

1965 年,正处医术巅峰期的裘如耕先生,因拔牙时使用麻醉药不慎,造成喉部全被麻醉,失去了感觉,没过多久就吞咽困难,最终导致病变而亡故。当年,裘先生才 65 岁,完全可凭他的精湛医术继续为病人服务,他的病故不能不说是一件十分遗憾的事。

裴先生过世后，在整理其遗物时有幸找到一些零零星星的资料。家中还留下了不少中华医学古籍，给其儿孙辈留作纪念。

"悬壶治痼疾，仁术惠苍生。"一代针灸名医裴如耕先生的高超医术不仅为广大身患沉疴的百姓解除痛苦，也为传承和丰富中华民族博大精深的医学医术作出了贡献。

航船埠头中药店的坐堂医生"百味先生"

老宁波西门有两个船埠头，一个叫作板桥墩航船埠头，另一个在万安桥边，叫西门外航船埠头。西门外航船埠头因其所处河道宽阔，便于水上航行，所以各色大小船只格外多，不仅有轻捷如燕的脚划船，也有如百官航船那样的大船，能满足各类雇主的需要，因此比起板桥墩来要热闹得多。船埠头沿岸是一排杨柳树，除了冬季，其他季节都似一条翠绿的绸带，四乡摇来的船都停靠在这一带，这里便成了宁波西乡的一个门户。

走上船埠头，便是通往市中心的西郊路的延伸段，路对面是一排整齐的平屋，都是应着上落航船的客人所需而开的店铺，其中有一家两个门面宽的中药铺子，据说也是家老字号，店名现在已经记不起来了，然而，却记得挂在店铺右边的一块红色底子类似广告牌的木板上，以端端正正的颜体书写着"坐堂名医百味先生"。说起这位中医师百味先生，倒是有些传奇。

虽然这爿药铺子不大，但这位百味先生倒也没多少闲工夫，每天有十来个病人来就医。莫看百味先生文质彬彬，不多言辞，

216

其实他交往广泛，与上海实业界名人挚交颇多，与沪上甬籍人氏的友情尤其深厚，如他与祖上一直住在宁波西门口大卿桥边的，在上海拥有瀛洲染织厂及南京路上著名的三大祥绸布庄股份的柴志香先生相交甚笃。百味先生原是沪上浦东人氏，却不知为何能忍着寂寞，在这家中药店坐堂诊脉。据药店诸多伙计说起，百味先生平时沉默寡言，但在接待病人时，说起话来却滔滔不绝，语气温和可亲，因此深得病人好感。由于先生把脉甚准，来就诊的病人也不少，这为药店增加了不少收入。老板自是高兴，对百味先生也十分恭敬。来到店里就诊的病人大多来自乡下山村，有时挑担夹箩的，还带来些新鲜土产送给先生，当然相互之间也少不了些亲昵客套的话。

　　一直到新中国成立后，百味先生向老板请辞，回上海老家了。就此一去，未再来过。一次偶然机会，市药站的同行说起，百味先生现在不得了，从上海到了北京，当了大官了。又过了一段时间，那位同行又说，你们听说过吗？在宁波他做了许多大事情，这是四明山三五支队的一个联络员透露的消息。据说四明山里有一位大官（新中国成立后任职地委重要领导职务），是新四军北撤时留下来担任领导工作的，因一件很意外的事情，让国民党当作通共嫌疑犯抓到牢里去了。还是通过百味先生联系上市里的地下党，再经当时宁波一大户人家设法保出来的。据说他与宁波电力公司的倪老板也有联络，与上海来的人联络更多。这个人在你们店里三四年，你们居然一点也不知道他的身份。一番话说得中药店里的老板、伙计都目瞪口呆。

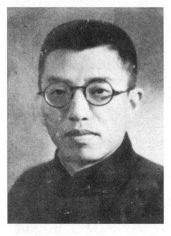

秦伯未

笔者后来证实，百味先生姓秦（1901—1970），原名之济，字伯未，号谦斋。幼承家学，酷爱诗文、医学。1919年入上海中医专门学校，师从名医丁甘仁先生。1923年毕业后留校任教，并在同仁、辅元堂等药铺应诊，以治内科杂病见长，尤其擅长治疗虚劳疾病。1927年，与王一仁、章次公、王慎轩、严苍山等创办上海中国医学院，先后任教务长、院长，教授《内经》及内科。1930年创办中医指导社，主编《中医指导丛书》、《中医指导录》杂志，积极开展中医理论和案例研究等学术交流和社会咨询活动，社员遍及国内外。1938年创办中医疗养院。此后有较长一段时间秘密离开上海，无人知其去向。原来百味先生是受上海地下党特别派遣，来到宁波以中医先生的身份为掩护，设立联络点，并任该点负责人。

营救四明山领导干部的事情，经过是这样的：当百味先生得到三五支队联络员送来的情报以后，掂量这个任务十分艰巨，就立即通过宁波市地下党的联络员，向市地下党负责人传递了这个营救任务。然后，地下党负责人又把这个任务交给了以宁波电力公司经理身份作为掩护的倪先生，请他设法营救。倪先生立即想到永寿巷的李先生，并交给抗战时期宁波秘密情报站的站长具体设法去办，以李先生家乡苏州的一位亲戚作借口，花了十石米把人保了出来，由地下党直接护送，经上海去了苏北根据地。说起这件事，好似在看一场戏文。

总之，百味先生受上海地下党委派，以中医的职业作掩护，并以上海多位实业界朋友为人脉，来往于甬沪之间，畅通了根据地与地下党的联络，还及时把在甬的敌伪重要信息通知给活跃在宁波和上海的地下党组织，出色地完成了一个个重大任务。新中国成立后，百味先生回到上海。1954年任上海第十一人民医院中医内科主任。1955年调任卫生部中医顾问，并在北京市中医院任教，兼任中华医学会副会长、国家科委中药组组长、全国药典编纂委员会委员，是全国第二、三、四届政协委员。

百味先生究竟何时来的宁波，受何人派遣，外人无从知晓，他自己也从来不提这些旧事，只默默地回归到中医这个行当，为繁荣和发展我国中医药事业认真工作，作出了自己的贡献。

恒茂药行的内当家严爱月

　　在药行街中段有一条小巷，叫沙井巷。沙井巷的南端有一水井，井水清澈见底，常年不枯，大家都叫它沙井，这条小巷也就随之被称为沙井巷。沙井巷由南往北，长不过百米，宽充其量四五尺罢了，但它是贯通药行街与君子街的必经小路。整条小巷的路由石板铺就，大约是年代久了，人、车经过，难免碰出响声。到了晚上，这声音尤其响亮、清脆，所以，每当有人经过这条小巷，由这石板碰撞发出的声响，就告诉人们这条小巷并不寂寞。

　　沙井巷边上的建筑均为江南典型的石库门风格，一共有五个门牌，其中3号、5号是恒茂药行。恒茂药行的故事，还得从其祖辈周咏宸先生说起。周咏宸先生年少时就在甬上最大的药行宝和药行学中药材业务，至光绪七年（1881），自己创办恒茂药行，专营中药材批发业务。然而好景不长，正当药行经营渐趋兴旺之时，不幸遇上歹人陷害其偷税漏税，罚去大半家产。初次创业的周咏宸先生急火攻心，一病不起，不久，便抛下了妻子冯氏及三个儿子，与世长辞。周氏第三个儿子继承父业，在经营参茸业务之

220

外，逐步扩大了中药材的批发生意，而且由小做大，渐渐成为宁波药行业的老四。恒茂药行得以迅速发展，主要是因为瞄准了当时宁波国药市场所需，敢于用大资本采购南北道地药材，其中不乏东北三宝，宁夏、山西的枸杞、党参，甘肃的当归，还进了大量川广药材。一时药行栈房里积起大批货真价实、质地上乘的各档药材，有了满足市场大宗批发业务所需的货源。由于药行经营遵守规矩，服务周到，业务量很快攀升，不久就跻身宁波中药批发业中的大户行列。

然而，就在恒茂药行生意做得风生水起之时，老板周康甫先生在连续发了几天高烧之后突然觉得耳朵听不清楚了，经耳科医生诊断，是得了严重中耳炎，鼓膜穿空了。一个药行老板听不清别人说的话，怎么做生意？其妻严爱月就劝解他，今后凡行里经营管理就由她来承担，他仍旧如平日一样，与中药界同人交往，尤其是上海、杭州、温州、绍兴的一些老客户。为了方便起见，叫长子在上海买了一副美国产的助听器。妻子的安慰和果断处置让康甫先生放心了许多。

严爱月系镇海（现慈溪）人，严氏是一个经商的大户人家，经营范围之广让人惊叹。严爱月在这样一个大家庭中长大，耳闻目视，

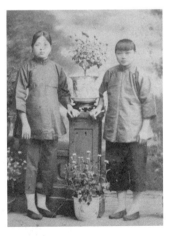

严爱月年轻时与她堂姐严爱玲的合照

从小也懂得一些经营秘诀，尤其是严氏家族经营的中药材生意也颇广。后由慈城冯氏家族做媒，嫁给周康甫。这也说得上是门当户对。因此，当丈夫遇上不测之时，严爱月俨然成了恒茂药行的内当家。

过去做药业生意的如果没有自己的经营特色，光是人云亦云做些进出生意，在同行中要一下子提升名气也很不容易。恒茂药行难得有一个能力很强的内当家严爱月，是她协助丈夫周康甫开创了不少新业务。她能及时看准市场所需自立品牌，主要是在扩大经营范围方面下足了功夫。首先是树起了有恒茂特色的"膏滋药"这个品牌。宁波这个地方有个习惯，每到入冬，人们一般都要进补。恒茂药行看准市民尤其是乡下农民进补的需求，根据大多数人的经济收入情况，配制了具有自家特色的成药膏滋药，其中尤以"十全大补膏"最具特色。

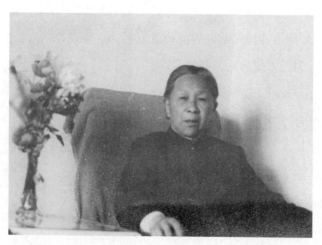

严爱月

十全大补膏为十全大补汤的改良剂型。该方出自宋代《太平惠民和剂局方》，由人参、茯苓、白术、炙甘草、熟地黄、当归、川芎、白芍、黄芪、肉桂等组成。方中有补气的四君子汤（人参、茯苓、白术、炙甘草）、补血的四物汤（熟地黄、当归、川芎、白芍），合称"八珍汤"，再加上益气升阳、温中散寒的黄芪、肉桂，更具有鼓舞气血生长之功，非常适用于气血不足、身疲体倦、乏力、心悸、四肢寒冷以及月经不调之人。十全大补膏加工复杂精细，一般工序为：首先选上等药材洗净切片，置于锅中（不能用铁锅，当时常用紫铜锅），加一定比例的水煎煮两至三个小时，且反复熬两三次。处方中的人参因为贵重，为保持药性需单独煎取。经压榨过滤取汁，与其他药饵一起煎，到了一定程度后再浓缩。浓缩后收膏，然后加入一定比例的饴糖，以小火熬煮并不断搅拌到一定程度，即成膏滋，冷却后装于干净大口玻璃瓶中，盖严，置阴凉干燥处储存。

恒茂煎制的膏滋药特别注重火候、膏汁浓度等方面的控制，因为一旦火候掌握不好，将药汁煮煳焦，这一剂药就会全部报废，浓度掌握不好，也会影响膏滋药的质量。所以，恒茂药行聘用的都是有多年煎制经验的老药工，并由内当家严氏亲自监督。据说恒茂煎制的膏滋药在配方上还做了特殊的处理，有别于别家的膏滋药。由于用药道地，选材优良，药膏浓度高、口味好，还有很长的保存期，服用又方便，产品深受消费者欢迎，十分畅销，经常供不应求，在宁波地区很快就有了名气。在每年的冬至前后，恒茂药行把自制的膏滋药推向市场，边卖边制，零售批发兼做，销售量很大,当然收入也很可观。

恒茂药行的另一个经营特色就在于他们有一项令药业界十分惊慕的高档药材切片加工技术,在诸多同行中独树一帜。经营传统珍贵药材,把原始药材加工成易于入药的药饵是十分讲究工艺的,尤其是对鹿茸、羚羊角、犀牛角的加工,要求都很高。鹿茸、犀牛角等用铰刀来切,事先都要把整块的鹿茸、犀牛角等进行特殊处理,使其变得软中带韧。加工时,切片技术高超的药工,能准确把握下刀的角度和力度,切下来的片子,薄如蝉翼,近乎透明。一般来说,切成片的犀牛角近乎透明,略带淡淡的乳白色,而好的鹿茸切片则带有淡血红色。至于羚羊角切片,除了要达到薄的要求,还应带有羚羊角本身独具的奶黄色。恒茂药行常雇技术精湛的药材切片能手。每当加工切片时,严爱月必定亲临监督之。因此,所加工的切片件件十分精致,加工后的珍贵药材切片经过精心包装,除供应市内各药店外,还直接供给上海、杭州、绍兴等地的药业大户,如上海的童涵春、雷允上,杭州的胡庆余堂,绍兴的震元堂等。

恒茂药行不但对珍贵的药材加工细致,对一般常用药品的加工也做得一丝不苟。如茯苓是一种比较普通的药材,只不过是茂密的松林里附着在松树根部的一种真菌,但它有健脾和胃、宁心安神的作用,可治脾湿、糖尿病、失眠多梦,常服还有养颜抗衰的作用。它的外皮粗糙,呈黑褐色,但一剥开外皮,里边却白如冰雪,如在雪白的内囊中还包裹有黄色的松树根,那就得叫茯神了,是茯苓中的上品。同一种其貌不扬的巨大的茯苓,经加工后分成的茯苓皮、茯苓和茯神的价格相差很大。在加工时，那些药工能很准确地把包有松根的茯神切成很整齐的薄片，厚七八毫米，每片中都会有一颗椭圆形的松根，每一片茯神切片犹如茫茫雪原上挂着一轮明月，煞是好看。一般加工成上品的茯神切片，店里都会精心包装，重约半斤（当时用的是十六两制的秤）为一包，各小包整整齐齐叠在一起，装在箱子里，然后送去各药店。普通的茯苓，其包装就简单多了，茯苓皮则是在加工前被削去的外皮。整个加工过程，正是去粗存精的过程，无论茯神、茯苓皮都各有所用，一点也不浪费。对于严爱月来说，每当加工一件药材，必定嘱告师傅小心谨慎，现加工后的药材都成为珍品，这就是为自己树金字招牌。为此，全药行街人都羡慕康甫先生前生修来的福气，有这么好的一个内当家。

恒茂药行在经营管理上也很有一套办法。药材进货后，通常都要经过分拣，区别质量档次，然后按质论价。这样做不仅能满足不同层次的客户需要，还能按不同质量发挥药材的不同药效，同时又能产生较高的利润。分五个档次，能比分三个档次的多赚不少钱。如分拣从宁夏进来的枸杞（宁波人一般叫杞子），别的药行只分上、中、下三档，但恒茂药行则要求分拣为五档。当时的枸杞都是野生的，果形大的足有小手指那么粗壮，而小的只比米粒大一点点，同现在装在塑料袋中人工培植的枸杞大小差不多。分成五档的枸杞，自然有五档价钱，平时一些小药店用不上高档的枸杞，常常用中档以下的货配药。而最高档的枸杞自然价格不菲。那些高档的枸杞自然由财大气粗的大药店要去了。上海、杭州的大户就成为恒茂药行的长客。恒茂还有一套高档药材加工的自有标准,从外观包装到内在质量都做足了功夫,因此,在宁波中药界一时无人能与其匹敌,恒茂也由此独占甬、绍、杭、沪高档药材批发市场多年。

恒茂药行在聘用职工时,十分注意招徕多面手人才。如在聘用店堂管理人员时,经朋友、亲戚多方举荐,严爱月亲自考测,在众多应聘者中选择了一位骆先生。他不仅深谙中药业务,且在本地、省内外有很广的人脉,是一位不可多得的营销人才。同时,他还是一位曾经在多家中医诊所坐过堂、深通脉理的中医师。严爱月就用高薪聘用,骆先生自然也十分高兴。药材生意繁忙时,他能独自承担起店堂里的事务,做到井然有序;在相对空闲时,他能正式挂牌坐诊,真正地坐堂诊脉。由于骆先生把脉准确,也招徕了不少就医的人。严爱月还有一点也处理得十分好,凡是骆先生坐堂把脉的收入,一律归他所有,从不从中抽取份额。因此,骆先生心里也特别感动,一心一意为恒茂干事。

恒茂药行经营业务的发展,少不了内当家严氏的经营管理。她虽然是一个妇道人家,却擅长经营。在药行生意忙碌需要众多人手的时候,她对各类人员都能做出合理安排,有条不紊。药材分拣时临时雇用的小工常有数十人,再加上原来的伙计、打杂职工等,人数众多,但她都能一一妥当处之,从不忙乱。在药材的堆放、贵重药饵的贮藏上,也都会清清楚楚地安排好。因此,虽然整个药行所备货物多达上千种,但从来不会出现找不到的情况。店堂后有宽大的明堂作为晒场,在晒场两端另建有两间二层楼的货栈，主要存放加工后的中低档药材和原材料，而高档药材一般放在5号即后进的库房内（3号与5号内部是相通的，3号叫前进，5号叫后进）。严氏在管理上既细心又大胆，如在抗日战争时期，由于战火遍地、时局混乱，宁波各家药行的进货受到了直接影响，尤其是山西的党参、黄芪，宁夏的杞子，市面上都严重缺货，这不仅影响了经营，也影响了病人的治疗。严爱月处事谨慎，不敢贸然派人北上办货，而是先通过亲戚朋友诸多关系，办好一路上所需的通行证件，才派骆先生带上一个伙计北上办货。经过近三个月的周折，骆先生终于办来了市面上严重缺少的货物，不仅给宁波各中小药店补充了货源，就是甬上几家大药店如元利、冯存仁堂、香山堂、寿全斋等，也都纷纷来要货，解了他们的燃眉之急。同时，他们还为周边地区，如温州、金华甚至福州都运去了货物，光给温州一地就发去党参百余箱，可见其营业额之大。

严氏虽育有多个子女，但从不为养育子女所累，除长年雇用两位保姆和两位奶妈外，还请了多名厨工、帮工，因此，她能摆脱所有烦琐的家务事，一心扑在药行的经营管理上，起到了药行内当家的作用。

但严氏十分注重对子女的培养。孩子不分男女，凡是到了上学年纪，她就一律送他们到学校读书。在其十个子女中，除了两个子女因时势影响只上完初中，其他的都上完高中，还有四个上了高校。严氏也十分重视子女的品格，她日常教育子女为人要正直，待人要和善，切莫做丧失良心的事情。这些教育，使周家这么多子女都能和睦共处、互相帮衬。这种好家风,严爱月百岁寿诞时,《宁波日报》记者专题报道过。

　　过去中药界在经营过程中常互相合作,在进货时能互通有无,在缺货时能互相垫充,尤其是做大宗批发业务的,都十分注意这些细节,决不搞独门独户、互相刁难。这成了宁波中药界一种良好的经营风气。进而,大户之间还讲究联姻,亲上加亲,更加深了相互之间的沟通和合作。如当时元利药行老板余楚生续弦的大女儿嫁给了恒茂药行老板的长子,还是懋昌药行老板蒋羲卿先生和冯存仁堂的经理做的大媒。于是药行街、沙井巷和石板巷三家大药行之间形成了一个十分紧密的经营圈。余楚生先生当时是宁波药业公会的会长,恒茂、懋昌两家都是理事单

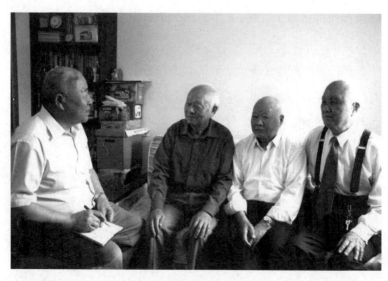

笔者采访在沪工作的恒茂药行后代三兄弟

位，懋昌的蒋先生又是甬上著名的采购办货高手。在宁波最大的宝和药行衰败后，这三家药行自然而然成为甬上中药批发经营的大户。

中药行业是一个很讲究传承中华传统文化的行业。大多中药业的大户、名行，都有收藏书画、文物的习惯，恒茂药行在这一方面做得更好。他们不仅与宁波的书画名家多有交往，与上海各位大家的交流也很频繁。这也是康甫先生的业余爱好之一，作为妻子，严爱月从不干涉。在她心目中，丈夫耳聋已经对他经营业务造成不少障碍，玩玩字画能让他在精神上有个寄托。由于收藏品较多，每年夏天入二伏头三天，他都会把所藏字画搬到院子里照照太阳，时间不长，不过一两个钟头，然后再小心地收好放到堂前间，待晾凉后就按图归整放回原来的箱、橱、屉里。这是恒茂药行每年必做的一件大事。

周氏的书画收藏在甬上颇有名气。1965年初夏，著名国画大师潘天寿先生来甬期间，还为周氏所收藏的"山阴三任"的五幅中堂杰作做了鉴定，其中两幅更是挂在宁波工艺美术研究所长达一年有余。只叹惜周氏收藏的珍贵名家作品大多在"文化大革命"中化为灰尘，虽有所留存，但不过百分之一二而已，可谓损失惨重。

恒茂药行的京剧氛围也十分浓厚。周老先生本人就是旧时宁波著名的票友之一，凡有京沪著名京剧大家来甬演出，他场场到位，从不落下一场。不仅如此，他还与在甬京剧名伶，以及金融界、药业界著名票友都有十分密切的交往，平时少不了聚在一起唱上几段。如逢寿辰、迎亲等大喜事,还会请上几位名伶唱几曲(当时叫堂会),大家欢聚一堂,共乐一番。药行街整条街上有许多家的药店、药行,每当夕阳西下,店里歇业打烊之时,随着西皮流水、二黄的京胡声响起,不时会有人唱上几段高腔,一时整条药行街上飘荡着悠然婉转的京韵,久久不息。严爱月喜欢听越剧,但对丈夫喜爱京剧也从不干涉,周先生有时高兴时还哼上几句空城计的老生调头,其实这是周先生聋中作乐,他听不到自己哼的声音。严爱月见状,心中实在为丈夫难过。

天有不测风云,正当恒茂药行经营十分兴旺之时,日寇入侵,不久宁波就沦陷了。为避战火,严氏带领一家老小几十口人逃难至鄞西建岙。然而,要维持生计,就还得冒风险,入城做生意。要做生意还得进货。1938年,恒茂药行从云贵川置办了不少药材,经由上海,委托当时来往于沪甬的宁绍轮托运。殊不知此货轮驶出海时,就遇上了日本飞机轰炸。船长为躲避轰炸,把船往海岸边航行,结果触礁沉没,恒茂药行所托运的大宗货物损失殆尽。

恒茂药行连遭这两次灾难后,已伤了元气。不料在1948年,又遇上了谁也没有想到的灭顶之灾,这就是老一辈宁波人都知道的江亚轮海难。在江亚轮这班航次的货仓里,有恒茂药行托运的从各地采办来的大宗高档药材,所耗资金特别巨大,几乎占其整个家产的一大半,除此之外,还有从上海童涵春、雷允上贷资几十余两黄金办来的货物。江亚轮沉没使恒茂药行损失惨重,从此,恒茂药行一蹶不振。

新中国成立后，虽然通过变卖旧时所积存的高档药品，遭受过大难的恒茂药行苦苦支撑了一年有余，但要恢复往日的兴旺又谈何容易。第二年，恒茂药行渐渐退出了甬上中药批发界。过了不久，就正式宣布歇业。从此，一时享誉甬上的著名药行恒茂就消失在宁波的中药界了。其后人逐步再兴家业，便属后事。而恒茂药行的内当家严爱月一直为药行街人所称颂。

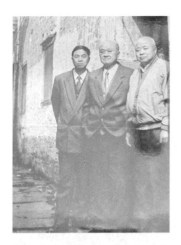

药行街改造前，恒茂药行后代三兄弟在沙井巷原药行门口的合照

（根据周氏后代多人口述，整理时遵照他们要求都隐去姓名）

最早从事股权投资的元利药行

　　元利是药行街上最大的一家药行,也是最早从事股权投资的药行。自从余楚生从父辈手里接过药行的经营业务以来,很有自己的经营想法,思路清晰,目光远大。他不仅经营好宁波市内的批发业务,还派行里熟谙业务的老师傅亲临四川、贵州、云南、山西、宁夏等地采购道地药材,又与全国多地驻甬的药商关系密切,友好相待,保证了日常中药材的供货,业务渠道畅通。

　　余楚生毕竟年轻,头脑活络,又待人诚恳,所以,对市内省外的所有业务都做得顺水顺势。此外,他又是运筹资金,对外埠药商以股权投资的第一人。据其后人说,元利药行持有绍兴震元堂中药店百分之四十的股份,还在上海康余堂、天德堂,镇海大生堂都占有股份。可见余楚生的经营眼光。在几家持股的中药店中,尤以绍兴震元堂所持股份为最,这就得从震元堂中药店创办至逐步发展的历程说起。

　　震元堂于清乾隆十七年(1752)由慈溪杜家桥人杜景湘初创于绍兴,历史悠久,经营有方,至今已有近300年历史。创业时,杜氏于绍兴水澄桥附近摆药摊,从小生意做起。由于所卖应时中药材都从宁波药商处进货,当然也包括宁波几大药行中的元利,都是货真价实的道地药材,生意渐好。后在亲友帮助下,在原处择址开起药店来。有朋友提议,开中药店应该请一位先生取一个有文化底蕴的名字。杜景湘听后,觉得很有道理,就由朋友介绍了一位先生取了一个十分响亮的店名——震元堂。"震"取于《周易》八卦中的震卦,为东方之意;"元"为爻辞,寓意元始、第一、圆满;"震元"还有"东方第一"的含义。杜景湘听了个大概意思,但听到"第一"二字,心中顿觉开心,连声说"好店名,好店名",甚是欢喜。新店开张后,生意果然兴隆,店运昌隆近300年,誉享江浙一带。

过去绍兴一些小的中药店为了争生意,店堂里往往会挂上"朔望九扣,逐日九五"的牌子,意思很明白,上门买药,都会有折扣优惠。而震元堂却不折不扣,缺一不卖。为此,民间以"金字招牌"相称。随着店里生意越做越大,店面也越开越大。为进一步宣传震元堂的经营宗旨,店里又请绍兴著名的书法家撰写对联一副,挂在原松鹤中堂图两边。其对联曰:"震生则万物皆备,元善为众美所归。"当然,经营扩大,门面扩展,分店开设,都要有资本作为支撑。清末,宁波元利药行生意正做得风生水起。绍兴震元堂为在杭州开设新店,向身为震元堂老板同乡的余楚生发妻表达震元堂想扩资招股的意思。余楚生觉得这正是借鸡生蛋的好事,反正行里余资充足,就开口要占百分之四十的股份。震元堂听元利能投入这么大一笔资金,心中大喜,这件事就这样谈妥了。就这样,余楚生成了中药行业首位持股人。

　　震元堂自创立起经营中药材零售业务，后扩大业务，也为城中一些小药店提供少量批发服务。但考虑到震元堂如果没有自创品牌的中药饮片、滋补成药，就不能求得进一步发展，震元堂的后辈们在传承前辈的中药材经营业务的基础上，努力自创品牌。正如店堂里所挂的对联所说："震生则万物皆备，元善为众美所归"，这是副藏头联，上下联第一个字组成"震元"堂名。上联意思是东方春雷惊蛰，一片生机勃勃，万物齐备，隐喻药物齐全，人才、技术、设备、服务等一应俱备；下联意思是"善"为第一要务，善举、善为、善始、善终，一切与人为善。

　　震元堂还自立堂训："有方皆法古，无物不藏真，配合功通圣，阴阳炼入神。"其意不难理解，说的是凡震元堂所创丸散膏丹制作和中药饮片的炮制皆遵循古法、古方，库藏药材乃至辅材全是道地药材，丝毫无作假之举。炮炙煅烧、配伍调剂、提炼化合、制作包装等一应工艺技术，流程都是严格规范，阴阳合德，从而使生产和出售的所有药物都有很好疗效。

　　震元堂自制品牌"大补药"就是以配方独特、选料上乘、工艺精湛、疗效显著而远近驰名，200多年来一直畅销市场。1956年，公私合营后，震元堂保留了店名。不久，改变了体制，成为绍兴市为数不多的国有企业。1993年，随着市场经济不断发展，震元堂的主管单位——绍兴医药采购供应站实行规范化股份制改造，新公司以"震元"两字冠名，称为"浙江震元股份有限公司"。1997年，公司股票于深圳上市，募集资金1.11亿元，成为中国中药第一股。股票上市后，"浙江震元"作为传统中医药企业，进一步扩展业务,创建了震元堂母婴护理中心,启动了电商直播业务,在杭州的震元堂还开设了中医门诊服务等。这都是后话了。震元堂是宁波药商在外创业的优秀案例之一。

余楚生出资持有震元堂的股权,不仅有生意上的考量,其实也是晚年时出于对家庭成员财产分配的考虑。余楚生的第一任妻子育有一女二子,后因故病逝,长女出嫁时,除一应嫁妆之外,余楚生把震元堂一半股权给了女儿,既是对女儿的爱,又是对亡妻的怀念。

余楚生后又续弦,育有三男三女。第一个女儿年长,由懋昌药行老板羡卿先生做媒,嫁给了恒茂药行康甫先生的长子,这也算是门当户对。婚后不久,这对新婚夫妇即去上海创业。以下还有三儿二女,最小女儿叫余惠珉,最得父亲宠爱。1948年,年老体弱的余楚生因患严重感冒,注射盘尼西林后过敏而亡。亏得他预先留下遗嘱,除震元堂留下的股权都给第一任妻子的两个儿子外,各人仍分得不少现金和贵重药品,足够儿女们独自成家立业。此外,上海两家中药店的股权留在药行里,同时还有不少库存药物和资金,足够元利药行日常经营之用。凡药行街同行都称他处事思路清晰,前后面面照顾到。只是余楚生第一任妻子的两个儿子,忠厚敦实,长子去杭州经营失败后,又回到元利,此时管理元利的是经理洪光华。次子余浚成当时尚在上学,新中国成立后自己出资办了一个学校,1957年后与青年中学合并,他成为教师。第二任妻子的两个能独立的儿子,持有资金到上海创业。小儿子当时正在读高中,1950年朝鲜战争爆发,他报名参加了中国人民志愿军,赴朝鲜抗美援朝,是

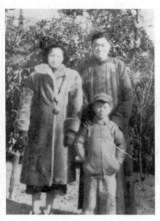 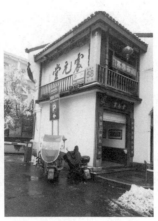 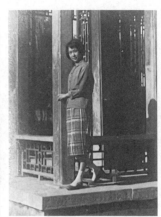

余楚生续弦的长女、女婿合照　震元堂杭州分店　　　　余楚生续弦的小女儿

一个热血青年。还有两个小女儿，因国民党飞机炸毁了泥桥街的老宅，一时无处可住，被有亲眷关系的恒茂药行老板娘严爱月收留。一年不到，二姊妹在大姐的招呼下去了上海，一个当了小学教师，一个进入甘肃歌舞团成了一名舞蹈演员，可惜最小的妹妹年纪轻轻得了肝囊虫病，早早病故，按生前所嘱，死后葬在父亲墓边。

　　元利药行经理洪光华是余楚生早早看准的一位年轻伙计，余楚生一手培养他懂业务、懂管理。新中国成立后，他与余楚生长子一起，把元利药行经营得很好。直至1956年公私合营后，元利药行持有的上海等地药店的股权和资金足足有余，很快元利成为公私合营单位，后归宁波新成立的中药材公司所管，洪光华成了药材公司的一员，没多久成为宁波市药业工会的副主席。

　　余楚生一生无论经商还是处理家庭内事都明白清楚，股权投资的举措更是让人佩服。

大昌药行的女强人包素君

药行街上的中药店和药行有 59 家，其中弄堂药行近 10 家。

药行街上的中药店、药行大多集中在车轿街到碶闸街这一段街面上。在这么短的街面上还有十几家木器家具店、小木作店、皮革店、百货店、藤器店等。后来开药行的只得想办法，能占得一个小小门面、挂上一块招牌就算是在这个黄金地段争取到一个位子了。

所谓"弄堂药行"，其实是店面小，里边厅堂大的药行。进得门来，一般要走过二丈左右长的弄堂，里面却是另一番天地。一样的客房、账房、中堂间、开阔的天井，再进入里面还有货栈、晒场等。尤其是药行街面南的弄堂药行，里面建有楼房，仓库晒场南边还有两扇大门，打开后直通君子街，大昌药行就是这样的布局。这家药行以经营浙八药批发为主，买主大多是云南、贵州、四川、青海、宁夏、山西常驻宁波的药商。产自四明山区的浙八药大多从内河运至濠河头上岸，再由脚板（挑夫）一件一件从君子街的后门运进来，又从这后门发货运出去。大昌药行算是弄堂药行中生意做得较大的一家。

大昌药行里面建有三层楼房，三楼为伙计的宿舍，二楼为老板的住房。药行街人都说大昌药行生意做得蛮大，说的也是，生意做不大，怎能养活一家老少和五六个伙计？

大昌药行老板叫包馥卿，他是子承父业。包氏家族也是个有丰厚文化底蕴的大家族。过了灵桥到江东往西拐原来有一个很大的包氏祠堂，新中国成立后建江东五金商店时被拆除，现为香格里拉大酒店。包馥卿的长兄是正宗读书人，如今天一阁里还藏有他续修的《包氏家谱》。读书人家开中药行，按老底子讲法，就叫"儒商"。药行街上中药店、药行的老板大多是儒商。

包氏家族是鄞县人，在农村山区也有贩卖浙药的亲戚能直接送货到药行里，以供外来药商看货收购。购货后通过内河直至京杭大运河运至当地，也有通过奉化江至甬江，然后进长江逆向运至四川的。大昌药行除了卖浙药，也顺便经营由外商带来的道地药材，以供应给药行街上大大小小的中药店。宁波人有句老话，"人不可貌相"，其实用在药行街这近10家弄堂药行上也十分妥当。莫看店面小，但生意也做得风生水起，日子过得十分滋润。而大昌药行比起药行街上四大药行来，虽然营业额小一点，但生意做得还是很不错的。加上药行的对面及左邻右舍就是七八家较有名望的中药店，尤其是隔壁的慎德堂，对面的人和堂、五中堂和明德堂，南边的瑞和药店，正如人们说的"近水楼台先得月"，大昌的批发业务收入也相当可观。

包馥卿的妻子过世早，他并未续弦，有一个女儿包素君。此女年少聪慧,凡父亲之药材经营,看在眼里,记在心里,年纪轻轻,就能说出来一大堆中药材的名称、产地、药效。她虽然只上过初中,但学识十分广泛,深得父亲钟爱,被视为掌上明珠。包馥卿平时也舍不得女儿离开身边,就安排她住在行里二楼的客房间里。父亲住在隔壁房里,一有些咳嗽,她就会披着衣服连忙过来倒茶问候。父亲看在眼里实在欢喜。

人有旦夕祸福,生意做得好好的,包馥卿却得了恶疾,硬撑至1945年,抗日战争胜利以后,即不治离世,其女儿尚未成年。好在包馥卿患病期间,女儿已经帮助父亲做了大量的事情。当时行里伙计有五六位,其中一位年仅16岁的年轻人,是经人介绍来行里学生意的,仅比包素君长两岁,长得眉清目秀,为人和善诚恳,且学习认真,做事勤奋,深得老板中意。包素君初中刚毕业,包馥卿拉着女儿的手说,父亲多病,恐来日不长,我多日暗暗观察,这位新来行里学生意的小朱,为人忠厚,做事勤勉,是一个好后生,日后你们俩可以好好相处。父亲的这番话说得女儿心里既难过,又暗暗开心。其实,这一男一女,年龄相差不多,日常也有共同语言,比起和行里年龄较大的那些账房先生、老师傅和饭师傅来,当然更能相处。行里的众人看在眼里,虽然不说,但心中也明白。

包馥卿临终前,脑子十分清楚,叫来账房先生,一一嘱托身后之事,恳请先生好好辅佐女儿经营药行。又叫来伙计们中的头脑(宁波老话,意为头头),百般托付他们照顾好女儿。最后叫来小朱,拉着他的手,眼睛直直地看着他,心中有千言万语,都在一睹之中。此时的女儿素君,心似刀割,千呼万唤,也唤不来父亲再说一句肺腑之言。

料理了父亲的丧事之后，包素君一肩挑起了药行的经营和日常管理大事。她也十分懂事，对账房先生以伯伯相称，对众伙计们都以师傅相待，当然，对小朱却以另一种方式相处。过了一段日子，包家的大伯做主，主持了两位年轻人的婚事。从此，一对年轻夫妇经营起大昌药行的所有业务，一直迎来了新中国的诞生。

殊不知，宁波刚解放不久，大昌药行又同宁波药行街上的众多药店、药行一起遭受了意想不到的打击。退败至舟山岛上的国民党军队，为阻止解放舟山，派出飞机轰炸灵桥。经过几天的狂轰滥炸，药行街头里和江厦街一带被炸成一片废墟。所有商家都只能关门歇业。大昌药行的这对年轻夫妇，无奈地与众多伙计商量，给年纪大的发了盘缠让他们各自去避难，让年轻的愿意留下来管店的白天关门歇业，晚上守夜。包素君处事不乱，一一吩咐，每当夜间也到行里。这段日子可实在是艰难啊！

为了在轰炸期间，减少药行的损失，包素君夫妇俩又一起在奉化江畔原江厦街一带的废墟上，点上一盏汽油灯，铺上一张篾垫，摆上各种药材，做夜生意。这样的经营方式，一直维持到舟山解放以后。

几个月连续不断的轰炸，大大地损伤了药行街上各家中药店、药行的元气。不少店家因损失惨重而关门歇了业，如聚茂药行、人和堂药店。但大昌药行的包素君，因父亲留下的家底还算殷实，便花了不少经费，修缮了被炸塌的房子，整理了被糟蹋的中药材，振作精神，重新起步，仍然在药行街上挂起新做的大昌药行的招牌,重新开张营业,一直坚持到 1956 年工商业社会主义改造。之后,包素君成为中药店的一名职工直至退休。而她的丈夫小朱则进入宁波中药材公司成为一名业务骨干,还担任过几年经理。这些都是后话。

（本文是笔者前几年亲自拜访年已 89 岁的包素君,根据她口述写成。其他人的姓名,考虑他们的意愿都一律隐去）

药行街上的同安救火会

宁波解放前，消防事业相当落后，根本跟不上一个商业发达的城市的发展需要。

当时的民国政府在咸塘街东段与车轿街相连接的地方，建了一个叫"来安"的消防队，有一个四层楼高的瞭望台。一天24小时，台上都有人值班，手拿望远镜向城市的四向遥望。如发现火情，就会立即前往救火。

另外，在市区四围的航船埠头，大的集市旁边，也建有几个规模小得不能再小的救火会。如在西门板桥头、新河头的航船埠头、宁波三市仓桥头、江北岸轮船码头的中马路，都设有小小的救火会。红色的门面里边有手摇式的救火器械，另有消防水桶、消防斧、蓑衣、斗笠等救火工具。除了政府办的救火会，还有民间办的，如中山东路东头、碶闸街北头一个教堂旁边有一个救火会，这是中山路上百货业、绸缎棉布业合作创办的救火会，纯属民间公益性质。当年，在农村也有类似的由民间出资办的，完全公益的救火会。如在鄞县石碶船埠头这段长街里，一家中药店旁，也有一救火会，这是石碶雅渡村周氏大家族出资办的。又如鄞县下应船埠头街头上也有一个由当地应氏家族出资办的救火会。当时受条件所限，救火工具简陋，但一遇上火灾，大锣一敲，高声一呼"救火啰，快来救火啰"，各家各户都会挑着水桶，拿着木盆，奋勇而出。救火就是救命，一场大火就会一下子葬送不止一家一户的生命财产，这样的惨剧在旧社会时有发生。

药行街历来多灾多难。1937年，在药行街东头的车轿街、又新街、东渡路一带发生火灾，烧毁商店在内的房屋一百多间，康熙年间（1662—1722）慈溪人最早在宁波药行街（当时叫砌街）上创办的同仁堂毁于一旦。1941年，药行街、车轿街、江厦街一带再次发生大火，烧毁房屋一百三十余间，药行街上有三家中药店损失惨重。这与当时电力供应不发达，多数家庭用煤油灯甚至菜油灯照明有关。著名藏书家卢址大家族的宅子东起君子街，北至应家弄，东面石板巷，西至沙井巷，接连三次发生火灾，藏书楼荡然无存，家族也没落了，遭火烧的断墙残壁直至20世纪末药行街君子街住房改造时还在。

民国廿九年（1940），鄞县国药行号商业同业公会成立，通过了有51条内容的会章。其中有一条写道，中药行业坚持以治病救人为要务，应发扬和衷救民之传统，其意是中药买卖虽是商业，但也要讲公益，不能不讲商德、唯利是图。所以，在行业公会会议中，时任公会会长、元利药行老板余楚生倡议在药行街上建一个消防会，他的倡议立即得到全体会员一致通过。时任副会长的懋昌药行老板蒋羲卿先生提出这个救火会就叫"同安救火会"，也得

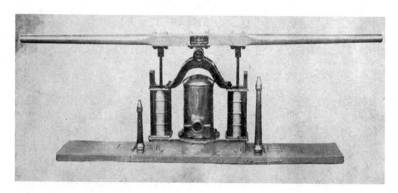

救火会手摇救火机

到所有会员赞同。以后就由各家药行、药店自愿出资，由公会派遣人员操办此事。

药行街办救火会的消息一传出，药行街上的木器家具店也纷纷捐资参与。当时街面房子十分紧张，最后还是文元木器店辟出一块约有二十平方米的地方，正好放置两台手摇救火机、一些救火水桶，壁上挂有约十把救火斧、十来件蓑衣。救火会临街一色红色，紧急之时能向两边迅速折拢，以便抬出救火器械。各中药店派遣年轻力壮的伙计做义务消防员，最小的是恒茂药行年仅15岁的小章。药业公会还联系来安救火会，派专业消防队员对业余消防队员进行培训，熟悉救火业务。公会还提议，各家药店、药行都要在自家店里开挖水井一口，以保证救火急用的水源。这个确实很有道理。余楚生在元利药行北面的晒场西段开掘了一个很大的水池子，池子刚掘好，水流源源不断，这大概是因为泥桥街原来是一条河。

说来也是奇怪，自从 1941 年成立同安救火会，直至宁波解放前这么多日子里，药行街上以及附近街道居然没有发生过一次火灾。药行街人开玩笑说："火神菩萨被同安救火会吓杀了。"

1949 年，宁波解放后，9 月开始遭受了国民党空军飞机对灵桥的狂轰滥炸，药行街上的诸多商家被炸，损失惨重。而第一颗炸弹就落在石板巷口对面的聚茂药行，被炸后房屋顿时起火，眼见火势越来越猛，同安消防会的义务消防队员不顾天上飞机的狂轰滥炸，奋不顾身进入火场救火，和护城工作队队员一起，迅速扼制了火势的蔓延。在长达几个月的大轰炸之中，药行街上总会有他们的身影，而且不仅仅作为义务消防员，他们还一起抢救伤员，协助市里有关部门清理被炸的场地，受到了广大市民的称赞。

新中国成立后，宁波市政府于天宁寺旧址建立宁波市消防总队，代替了原来的落后的消防会，有近十辆救火车，先进的消防器械，还有列入部队编制的消防兵。以后，市消防总队又迁址到环城西路，现代化的消防车更是令人瞩目。但药行街上的同安救火会以及义务消防队员忘我救火的形象会一代一代流传下去。

药行街上的药业护城队

随着国民党反动政权发动内战一败又败，解放军百万雄师胜利渡江之后，南京国民政府以失败而告终。1949 年 4 月 25 日，蒋介石带着他的儿子蒋经国，离开奉化溪口老家来到宁波，登上"太康"号军舰，驶往上海，然后去了台湾。蒋介石的离去，象征着"蒋家王朝"的覆灭。

1949 年 4 月，随着解放军挥师南下，浙东沿岸的宁波也将得到解放。为了处理过渡时期的混乱局面，训练干部配合解放军接管城市，做好城市管理工作，组织工人、学生护厂护校，共同维护城市工作，并积极争取地方各界代表人物的支持。5 月 2 日，浙东临委致电四明工委，指示工委委员钱铭岐及时掌握城市工作，策动各城市地方上层实力派组织应变等，以维持解放军入城前的社会秩序。为做好这些工作，钱铭岐在鄞县西郊望春桥约见了宁波工商界著名人氏沈曼卿，提出保护城市的任务。沈曼卿回城后立即与金臻痒等按照钱铭岐的要求共同计议，开展了一系列工作。当时确定商会作为联络点，及时向钱铭岐提供各种情报；改组商会自卫救济委员会,掌握该组织的所有财产;将原义勇警察队和救火会消防力量秘密组建成临时治安队伍,加强巡逻,维持社会秩序。

为了保障宁波原有工厂、港口,尤其是电厂的安全,成立以工人为核心的护城队,发动广大进步青年参加维持城市的秩序。药行街是宁波市的主要商业街道之一,在市有关部门协调下,原在元利药

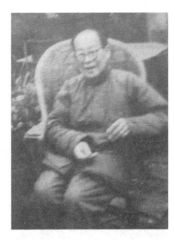

沈曼卿

行的地下党员沈先生召集人员,组成了一支药业界的护城工作队,核心成员有全生堂的金阿三(俗称名),大昌、大乙斋等药行、药店的职员,还有药业公会的叶园善、李世荣等,加上同安救火会义务消防队员等组成了一支有20余人的队伍。主要任务是巡逻和维护灵桥门、药行街一带的社会稳定,保护各商家的安全,防止国民党隐藏的特务和反革命分子捣乱和破坏。

5月25日拂晓,宁波解放。进城后的解放军官兵,严格执行政策纪律,做到秋毫无犯,夜间进入城区后就在路旁休息。清晨,宁波市民看到沿路人行道上就地躺着的解放军战士,十分感动,纷纷送茶水慰劳。由工人、学生组织的护城队,不顾几天的劳累,也投入慰问解放军战士的行列中。

宁波解放后,在中山路上举行了盛大的庆祝游行活动。药业护城工作队与以其他工人、学生为主体的护城工作队一起担任了

维持秩序的纠察队工作，保证游行队伍从中山东路经江厦街、灵桥门、药行街、县学街至南大路（今解放南路）解散。

1949年9月13日起，国民党飞机轰炸灵桥，想不到第一颗炸弹就落在石板巷对面的聚茂药行，以后接连不断的轰炸，药行街和奉化江灵桥一带热闹地区遭受巨大损失，沿江一带成了大片废墟。在这大半年时间里，药业护城队队员从不贪生怕死，负责起救火、救护伤员的工作，直至舟山岛解放。

宁波解放初，在灵桥门、护城巷、药行街一带，有不少不法奸商进行银圆、棉纱买卖。药业护城工作队又配合有关部门进行巡逻工作，及时打击了这些非法买卖。他们的工作也得到了药行街上的老板们的大力支持，尽管当时药行街上的药店、药行生意比较萧条，但老板们从不扣除这些参加护城队职员的工资。

宁波解放初，国民党军队败退之前，还在宁波市城乡安插了不少特务，妄图破坏新政权的建立。药业护城队还配合公安部门与国民党隐藏特务做斗争。药行街中有一条短短的小巷叫沙井巷，一共只有5个门牌，1号是懋昌药行老板的寓舍。3号、5号是恒茂药行，4号是祥泰木器店老板的寓舍，外加一个小工场。2号旁有一小门无门牌号，而2号不知道是哪家的货栈，一直无人进出，更无人住过。殊不知国民党特务居然神不知鬼不觉地把这里作为了一个隐藏据点。莫看白天安然无事，在后半夜里常有人出入。发现这个疑点的是在全生堂工作的、原药业护城队副队长金阿三。金阿三个子瘦小，做事却十分灵活，药店里的老板叫他阿三。由于一次背货物进城时摔了一跤，磕掉了两颗门牙，老板见他干事伶俐，从不偷懒，大发善心,居然给他镶了两颗金牙,阿三当然感激不尽,人们从此叫他金阿三。由于金阿三住在店里,有时护城值夜班路过沙井巷口,发现从不见住人的沙井巷2号,深夜里有很多人进进出出,心中产生疑惑。要说金阿三为什么看得这么清楚,也确实是机缘巧合,一条短短的沙井巷,就只有一盏路灯,而这盏灯恰恰竖在2号门口。金阿三留了心。他想只看到一次不足为奇,于是又与几位护城队员暗暗商量,接连在深夜观察了两天,竟发现进出的人还背着沉重的麻袋,连忙报告了有关部门,第二天一早,有关部门就派人进行了突击侦查,据说是有一小队人从2号门旁的一个小木作场翻墙进去,又有一小队人从君子街18号进去堵住了后门,及时抓捕了一名男子和一名戴假发的女子,还当场在第一块楼梯板下查出藏着的不少枪支弹药。大概是经审查后,女的给放了回来。但第二天一早有路人发现2号墙门内的窗口上吊着一个女人,立即报告公安部门。经侦查这个女人是被勒死的,有人故意在她脖子上套了一个绳索,造成自尽的假象,明显是杀人灭口。从此以后,这2号墙门无人敢住,小孩子一个人也不敢在沙井巷走夜路了。这件事说明了宁波解放初敌特活动的猖獗。而药业护城队也立了功,尤其是金阿三还受到有关部门的嘉奖。据说,这位全生堂的伙计后来当了市药材公司的经理,而元利药行的沈先生当上了省医药公司的书记。

在宁波解放前后的药行街上,有为新中国的诞生不怕牺牲的地下工作者,还有为宁波解放保护国家财产、维护社会秩序的城市工作队,不能不说药行街不仅是全国闻名的中药买卖专业街,还是一条有红色印记的革命老街。

药行街药商们对传承中医药文化的贡献

药行街上那么多的中药店、药行在中药经营中，百余年诚信经商，大胆创新，自创中成药品牌，为后辈们留下了可贵的精神财富和宝贵的中成药药物资源，也为传承中医药文化作出了很大的贡献。

尤其是在晚清和民国期间，药行街上的中药店、药行在经营中药材过程中，创新开发，自制成药者颇多。如恒茂药行独具特色的"膏滋药""枇杷膏"名享浙江和上海一带。瑞昌药店自创热疮膏药，解除了多少少年儿童患热疮之痛苦。大乙斋坚持中草药并举，为发掘中草药的药用价值作出了特殊贡献。更有冯存仁中药店，店虽小，却历史悠久，积累了丰硕的炮制中成药的经验，抱着"存济之心，赠仁于众"的经营宗旨，为病人治疾，创制了疗效显著的丸、散、膏、丹，在制作过程中采用道地药材，精工细作，深受社会称誉。又有著名中药店赵翰香居先辈赵家薰遵父之嘱，读医书，识药理，研制药饵，积久能辨药材真伪高下。家薰父子以"一方所治，济人不博"，"乃遴取验方之为丸为散为膏为丹，主治神效者推广之,得若干通"。父子俩广搜天下古方,择取斟酌,进一步扩大了成药炮制的范围。赵氏父子施济几十年,病患受益者众多。由于光是义举施药,家中资金常常不济,于是择址甬上创办了收费的中药店。后辈赵文通在此基础上创办赵翰香居。清时,其中成药经营已具相当规模,据赵氏后人赵坚利先生和其堂妹赵爱静女士回忆说,赵翰香居所制成药均收录在《赵氏精制上料丸散膏丹总目》中,计有人参再造丸、十香还魂丹、安宫牛黄丸等蜡丸46种,灵宝如意丹、万应蟾蜍丸等大小散丸135种,紫雪丹、灵宝妙应丹等各种瓶件71种,并各述其主治之症,以便"殊方异域无俟函询,可以具资付邮径购"。赵文通主张不拘经方、时方,积几代人的探索、研究,提出衡量方剂应以效验为准则。另有《赵翰香居验方类编》中提道:"盖人命至重,而医者处方,所贵乎传久而验数也。"赵文通对成药炮制极为严谨,亲自监制。赵翰香居编制的成药目录,对现代临床有很大的参考价值。赵氏后辈赵爱静为笔者老伴闺蜜,所赠之书都极为珍贵。

药行街上原来的药店主人还留下过不少的处方汇编,一方面是为采购药材的数量作参考,另一方面是记录处方治病的知识,这也是药行街上的多数大药店、药行的共识。更有药店老板本身就是中医出身,如明德堂的应礼卿,他既坐堂诊脉,又经营中药买卖,所以尤其重视处方的汇编。据其长子回忆说,他父亲汇编的处方,足足有四卷之多,后于父亲亡故后,在"文革"中被毁。如果细查,药行街上的后人们,说不定还会有些难得的资料留下来,只是有些后辈怕多是非,都不想再提过去的事情了,甚是遗憾!

药行街上原来的药店和药行的主人们还留存下来不少与中药有关的药具，哪怕是一帖中药的外包装纸、盛药的药瓶、放人参的参瓶、加工药材的器具等，都能使人们回忆起药行街往日的兴旺。

而更值得书写的是老药行街人留给后人的珍贵的医药著作。如慎德堂阿大（经理）熟谙针灸，他留下的可供后辈们研习的四幅经脉图，这是如今针灸医生必须学习的珍贵资料，原恒茂药行留下的康熙时期著名药物学家汪昂编撰的《增补本草备要》更是稀世珍籍，是对《宁波中医药文化史》和《宁波中医药文化志》很好的补充。

《增补本草备要》按草、木、果、谷菜、金石水土、禽兽、五谷等部编目，每目中除了原"本草"之所列，又以"新增"示以区别。每部所选各条药饵，都于其上绘有图以显其形。图下均有大段文字说明其药性、用法，都较为详细。《增补本草备要》不仅对学医者有很大的参考价值，对从事中药买卖者也很有帮助。药业界新入门的学徒可按图索骥，相当容易熟悉药材，因而《增补本草备要》也成为必读之书。

一条药行街59家的中药店、药行，无论是他们往日的诚信经商，还是和衷济人的良好的商人道德品行，都为后辈留下了不朽榜样，而遗留下来的药具和医学著作为后人研究中医药的历史提供了珍贵的实物，为传承中华民族优秀的中医药文化作出了贡献。

药行街药商后辈们的故事

　　宁波解放不久,国民党反动派轰炸灵桥一带,给江厦街、药行街这一区域造成严重损失,一片断墙残壁惨不可睹。药行街上原来兴旺的药业从此不再,药商们的后辈中稍微年长些,二十出头的纷纷到上海、杭州等地去寻求发展,只有元利药行的长子仍在元利药行承续父业,另一儿子余浚成在父亡故后,分得部分遗产,在白水巷办了一所诚信补校,招收小学毕业后的学生。该校后并入青年中学,后又划入市直属学校宁波市第十六中学,余浚成在教导主任岗位上退休,毕生从事教育事业几十年。

　　1950年,药行街药商们的后代有不少尚在读高中,朝鲜战争爆发后,他们积极响应国家号召,抗美援朝,保家卫国。元利药行余楚生的小儿子阿华、懋昌药行老板唯一的儿子和恒茂药行老板的三儿子一起参加了志愿军。元利和懋昌药行的这两位学生参军后,在朝鲜战场上奋战三年,1953年得胜归国后,又参加了大西北的社会主义建设,在青海石油管理局工作,直至退休。但恒茂药行的儿子后因年少体弱被退了回来,当时因离校已久,其

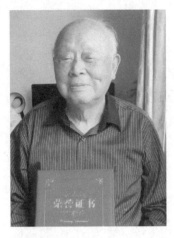

90 岁时的恒茂药行老板三儿子

父亲只得送他去上海学生意，后由在上海的表舅柴之香介绍至八仙桥宝大祥当练习生。他好学又上进，不久加入了共青团。由于他聪明，打得一手好算盘，于 1956 年公私合营后，被调入黄浦区纺织品公司计划股工作。同年，身为共青团员的他响应号召，和整店迁址甘肃兰州的信大祥绸布店的同行共 98 人，放弃大上海的优越生活条件，

一起去建设大西北，一去就是几十年，直到 1983 年，按照上海市人民政府有关文件规定才回到上海，届时已五十几岁，临近退休了。回沪后，他在普陀区一家纺织品公司任顾问，参加了中国民主建国会，直至 70 岁才退休，退休后仍然活跃在民主建国会会务工作中。90 岁那年，还被评为中国民主建国会上海市委员会2023 年度优秀会员。

恒茂药行的长子，年轻时遵父亲嘱托，亲自为宁波各大中药店送珍贵的中药材，尤其与赵翰香居、冯存仁堂关系密切。去上海后，凭借在鄞县工业技术学校机械专业学习时选修过会计，而且成绩优秀，被上海一家银行录用，从事信贷工作。新中国成立后，又凭长期在金融业工作所积累的丰富经验，考入上海市人民银行，一生从事金融工作。但他又从事恒茂药行在上海与雷允上、童涵春、蔡同德等多家著名中药店的联络、交易工作，协助父

亲进行中药材的买卖。尤其是他亲自经历了恒茂药行 1938 年和 1948 年的两次重大海难事故,为父亲在上海周转资金、归还货贷做了不少事情。他办事谨慎,擅于处理各种疑难事务,深得各大中药店的信任和称赞。

说到药行街药商后代,也不得不提恒茂药行老板的二儿子小章。日军攻占宁波时,他才 14 岁多一点,因为不愿做亡国奴,跟着温州药商张彭龄之妻摸黑乘帆船来到上海浦东,投奔法租界瀛洲厂柴之香处,后来经柴的推荐,去上海著名的宝大祥绸布庄当练习生,拜襄理(副经理)徐和卿先生为师。由于他年少头脑活络,工作认真,有些难办的事,他都能办成,深得先生青睐。一次绸货房失火,他奋力灭火抢救得到了嘉奖。20 世纪 50 年代初,练习生半年一考,二考合格晋级,工资由 16 元提升到 32 元,四考合格工资提升至 48 元,六考合格即满师升为职员还可称呼为先生,工资定为 62 元,以后每年还可加薪。宝大祥的伙食费规格为每月 18 元,在同行中是最高的,住宿则由店方免费提供。练习生三年必须住店不得外宿,晚上 11 点前必须归店。练习生考试项目是卷布、量尺、珠算、作文。福利待遇也不错,自用布料可打七折,每年体检一次。公私合营以后,这些福利皆被取消,伙食费由 18 元降到 11 元,合并到工资里,新满师练习生也停止每年加工资。至 1956 年,他每月的工资有 140 余元,称为保留工资。

抗日战争胜利后,宝大祥店内有地下党秘密组织,小章在地下党员影响下参加党的外围组织"职协",新中国成立前夕又参加党领导的"人民保安队"保护企业财产安全。新中国成立后参加

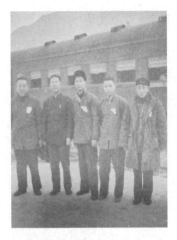

恒茂药行老板二儿子（右二）
参加大西北建设

筹建上海店员工会,地址在黄陂南路律师公会附近。1955年由于小章工作积极,组织上发展他加入中国共产党,他写在入党申请志愿书上最响亮的一句话是"一切听从党安排"。1956年上半年,小章被评为全国先进工作者,上北京开会,并在怀仁堂前接受了党中央和国家领导人的亲切接见,还合了影。回沪后,他把近三尺长的照片安装在特制的一个镜框里,挂在房间里,时时鞭策自己,要做一名真正的共产党员。1956年下半年,他响应支援祖国大西北的号召,又报名与上海市商业系统108位同人,一起去了兰州市。到了兰州市后,被安排在兰州市新建的商业中心大楼里,还当了一个小小的领导。1958年上半年,小章随着干部下放劳动,去了甘肃玉门一个叫"茅古滩"的农场工作,一干就是二十几年。后来又调至兰州市皋兰县安宁区教育局财务科工作。人生无定,但他心中一直有入党时的那句誓言"一切听从党安排"。1982年,按照上海市人民政府有关文件规定,他被调回上海市,安排在市总工会徐汇区工会财务处工作,那时他临近退休了,还被评为区优秀共产党员。

20世纪80年代后上面有政策,凡参加过"职协"等党的外围组织即可享受离休待遇,唯独小章没有被列入,虽有在京、沪多名原地下党员给予证明也无效，只因第一份自填履历表（原始档案）未曾填写这段经历。小章淡然一笑了之，并不计较。

而在众多的药行街药商后辈中，唯一一位从事中医的是恒茂药行的四儿子。他于1960年高中毕业后考入浙江医科大学中医专业，学制六年，第二年，中医专业从浙江医科大学分离出来，成立了浙江中医学院（现改名为"浙江中医药大学"）。1966年，他大学毕业后因"文革"推迟一年分配，后被分配到山东烟台地区医院（现改名为"烟台毓璜顶医院"）中医科工作。

说起当年去烟台旅途艰辛，他至今仍感慨万分。1967年11月间，他告别宁波父老乡亲、兄弟姐妹，孤身一人手提一只旧皮箱，肩扛一铺盖卷，从江北岸轮船码头乘"民主三号"轮船去上海十六铺码头，再转至上海公平路码头，乘了去青岛的客轮，到了青岛再换乘青岛到烟台的火车，历时两三天到了烟台已经后半夜了。那夜烟台风雪交加，寒冷至极，深夜找不到旅店，只能在一家浴室过夜。第二天一早起身，只见路上积雪足有半尺多深。几经曲折找到烟台地委组织部由他们出具介绍信，到烟台地区医院报到。听医院办公室同志说，他正巧是该院的第三百名员工。

从事中医工作以来，他努力钻研临床业务，诊疗水平不断长进，

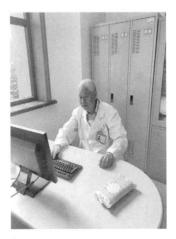

恒茂药行老板四儿子

十几年后承担中医科主任工作，不久又晋升到主任医师，并历任多届烟台市中医学会秘书长、副理事长。1995 年，被评为山东省老中医药专家学术经验继承指导老师。2003 年，被授予"山东省名中医药专家"，为发展烟台市的中医工作作出积极贡献。他本人为中国农工民主党党员，并担任农工党烟台市委副主任、山东省委委员。1988 年起任政协烟台市第七、八、九届委员会委员，常委；1993 年起当选第八、九届山东省人大代表。因组织需要延迟至 64 岁退休。退休后仍在原单位从事中医门诊。后又受聘于北京同仁堂继续悬壶济世，坐堂诊脉。由于工作认真负责，诊疗水平高，2023 年，他被授予"医者仁心奖"，是北京同仁堂山东医药连锁有限公司数十家店中唯一一名获奖者。

回想起当年药行街兴旺时，59 家中药店和药行人来人往，生意兴旺。怎么能想到，1949 年经国民党军机连续几个月的狂轰滥炸，一条兴旺的药行街竟变得萧条冷落，那么多的药商的后人们纷纷离开老家，几乎都不再从事中药业，这真是一件憾事！

参考书目

[1] 傅璇琮主编；张伟，张如安，邢舒绪著.宁波通史·宋代卷 [M].宁波：宁波出版社,2009.

[2] 傅璇琮主编；钱茂伟，毛阳光著.宁波通史·元明卷 [M].宁波：宁波出版社,2009.

[3] 张如安著.宁波中医药文化史 [M].北京：中国中医药出版社,2012.

[4] 龚烈沸编著.宁波中医药文化志 [M].北京：中国中医药出版社,2012.

[5] 陈厥祥，卢美芬，陈梓涛著.药商视阈下的宁波帮研究 [M].宁波：宁波出版社,2020.

[6] 慈溪市政协教文卫体和文史资料委员会编.近现代三北商帮 [M].宁波：宁波出版社,2017.

[7] 胡国权主编.宁波药学发展史 [M].北京：中国医药科技出版社,2020.

后　记

　　我一直都在写一些有关药行街历史的文章，也经常向老一辈询问那些我不知道的关于药行街的事情，并且详细记在本子里。不过，这已是二十多年前的事情了。这些老药行街人大多都已过世。三年前，我老同学包承礽特地从上海来告诉我，他的堂姐和堂姐夫应该知道一些药行街上的事情，还告诉我他们家的电话、地址。这也是我最后能采访到的两位老药行街人。当时他们夫妇分别是 89 岁和 87 岁。他们的祖辈在药行街上原来开的是大昌药行。

　　为了写一本有关药行街的书，我一直在采访那些曾经在药行街创办中药店和药行的药商们的后人，足迹遍及杭州、温州、上海、合肥等地，有幸能在他们在世时了解到他们前辈们经营中药业的情况。十多年前，应海曙区政协王国保先生之邀，我在《甬城老字号》一书中写了几篇药行街上著名的中药店和药行的文章。那本书出版后，反响很大，有不少老药行街人来找我，说了他们所了解的情况，有讲中药业的，也有说其他行业的，我把他们所说的内容都作了详细的记录。这些内容也有助我后来编著《宁波老事体》和"宁波地方文化通俗读本"系列十册。尤其让我感动的是，去年春天，原元利药行的第三代后人建华、瑶民、珍华、丽华等四人来看望我，他们都已是七八十岁的老人，谈了他们外公的事情，希望我能尽快写好《悠悠药香药行街》这本书，以便让药行街人的后代都能了解到前辈们创业的故事。

药行街真正得名是在 1928 年，当时政府为了改造城市道路，打通了一条穿过清时著名藏书家卢址大宅被火烧后留下的场地，又穿过天主教堂原有的大草坪，及至三法卿，到开明街止的药行街。而药行街成为一条经营中药材专业街的历史则更为久远。这一历史可以追溯到宁波河姆渡先民食用百草并逐渐发现百草治病的功效，距今已有七千多年的历史。随着隋朝开掘运河和唐朝建城，加上便利的海上运输条件，宁波成为全国重要的中药材集散地，而药行街依托这个地域优势成了中药材商业街，一条街上有近 60 家中药店、药行，本书对这些都作了简要回顾和介绍。

本书着重写了药行街上众多药商们诚信经商、爱乡爱国、助人为乐的真人真事，彰显了宁波商人一贯的精神风貌，这是我写作《悠悠药香药行街》一书的目的之一。而更重要的是，希望这本书的介绍，能对普及中医药传统文化起到一定的作用。

《悠悠药香药行街》一书得以顺利出版，得到了海曙区社科联、海曙区文联、宁波市海曙发展控股有限公司等单位的资助，尤其是得到了海曙区政协党组副书记、海曙区文联主席薄慧敏，海曙区文联党组书记陈建东，江厦街道党工委书记黄伟，江厦街道党工委副书记、办事处主任成科峰、宁波市作家协会主席团委员、海曙区文创中心主任钱利娜的大力支持和帮助，还得到了中国微型小说学会副会长、宁波市作协主席团委员、海曙区作协主席赵淑萍的鼓励和支持，在此一并表示衷心感谢。

感谢我高中同学、杭州市中医院原院长、浙江省名中医、二级教授、硕士生导师、第三批全国老中医药专家学术经验继承工作指导老师、国家中医药管理局批准建立的郁加凡全国名老中医药专家传承工作室指导老师郁加凡女士从中医药专业角度审读了文稿并为本书作序。还要感谢赵坚利、余存煌、赵爱静、周成章、周世章、周振华等药行街人的后辈直接为我提供了不少资料，感谢周娴华、潘爱萍、周寅为《悠悠药香药行街》一书的文本处理做了大量工作，感谢宁波市书法教育研究会会长、宁波市书法家协会原主席陈启元先生为本书题写书名。

众人拾柴火焰高，《悠悠药香药行街》的出版得到了这么多人和单位的支持和帮助，笔者念兹在兹，铭感不忘，特以此记之。

周达章

2024 年 5 月